面向 21 世纪高等医药院校精品课程教材

（供临床、护理、预防、麻醉、口腔、药学等专业用）

组织学与胚胎学实验

主　编　李继承

副主编　方马荣　陈　河　何建如

主　审　顾文祥　倪秀生

U0276939

ZHEJIANG UNIVERSITY PRESS

浙江大学出版社

·杭州·

图书在版编目（CIP）数据

组织学与胚胎学实验／李继承主编. —杭州：浙江大学出版社，2003.8（2024.2 重印）
面向 21 世纪高等医药院校精品课程教材. 供临床、护理、预防、麻醉、口腔、药学等专业用
ISBN 978-7-308-03357-2

Ⅰ. 组… Ⅱ. 李… Ⅲ. ①人体组织学－实验－医学院校－教材②人体胚胎学－实验－医学院校－教材
Ⅳ. R32-33

中国版本图书馆 CIP 数据核字（2003）第 050033 号

组织学与胚胎学实验

李继承　主编

责任编辑	阮海潮	
出版发行	浙江大学出版社	
	（杭州市天目山路 148 号　邮政编码 310007）	
	（网址：http://www.zjupress.com）	
排　　版	杭州青翊图文设计有限公司	
印　　刷	广东虎彩云印刷有限公司绍兴分公司	
开　　本	787mm×1092mm　1/16	
印　　张	8.25	
字　　数	201 千	
版 印 次	2003 年 8 月第 1 版　2024 年 2 月第 10 次印刷	
书　　号	ISBN 978-7-308-03357-2	
定　　价	27.00 元	

前　言

　　《组织学与胚胎学实验》按照卫生部高等医药院校教材编审委员会《组织学与胚胎学》教学大纲的要求,根据面向 21 世纪高等医药院校精品课程系列教材《组织学与胚胎学》编写。全书分组织学实验和胚胎学实验两篇。在第一篇中,对要求观察的切片提出观察的目的和要求,并分肉眼观察、光学显微镜(简称光镜)低倍观察和高倍观察三个步骤。第二篇旨在使学生在理解理论课内容的基础上,理解人体胚胎发生、发育和附属结构形成、演变的规律,掌握人体胚胎发生过程中时间、空间和结构三者的动态变化及局部与整体变化的知识。胚胎学实验多以模型观察为主,辅以实物标本、图像、幻灯片和录像等,帮助学生加深对理论课内容的理解。在每一个实验指导的最后附有思考题,有助于学生实验后复习。

　　本教材以习近平新时代中国特色社会主义思想和党的二十大精神为指导,以培养高素质应用型专业人才为宗旨,落实立德树人根本任务,为高质量发展提供人才支撑。

　　由于各医学院校对组织学与胚胎学实验的要求不同,以及不同专业学生学习的侧重点不一样,所以对本书实验内容可以进行有所选择地教学。此外,为了保证学生实验报告的规范和统一,在本书的最后附有实验报告。

　　浙江大学医学院多年来在组织学与胚胎学的教学中成绩显著,许多老师在实验教学中积累了丰富的经验,本教材的编委会就是基于这个良好的基础完成了《组织学与胚胎学实验》的编写。在本书的编写过程中,还得到了浙江大学医学院杨友金、黄秋萍和夏华丽同志的帮助,在此表示感谢。

　　由于我们的知识和编写能力有限,本教材难免存在缺点和错误,欢迎读者批评和指正。

李继承

于浙江大学

目　　录

组织学与胚胎学实验要求

一、实验注意事项 ………………………………………………………………… （1）

二、显微镜的结构与使用 ………………………………………………………… （1）

三、组织切片的一般制作方法 …………………………………………………… （4）

四、实验方法及基本要求 ………………………………………………………… （6）

第一篇　组织学实验

实验一　上皮组织（EPITHELIAL TISSUE）…………………………………… （11）

实验二　结缔组织（CONNECTIVE TISSUE）………………………………… （15）

实验三　血液和血细胞的发生（BLOOD AND DEVELOPMENT OF THE
　　　　BLOOD CELLS）………………………………………………………… （21）

实验四　肌肉组织（MUSCULAR TISSUE）…………………………………… （24）

实验五　神经组织（NERVE TISSUE）………………………………………… （27）

实验六　循环系统（CIRCULATORY SYSTEM）……………………………… （31）

实验七　免疫系统（IMMUNE SYSTEM）……………………………………… （35）

实验八　皮肤（SKIN）…………………………………………………………… （39）

实验九　消化管（DIGESTIVE TRACT）……………………………………… （41）

实验十　消化腺（DIGESTIVE GLAND）……………………………………… （47）

实验十一　呼吸系统（PESPIRATORY SYSTEM）…………………………… （50）

实验十二　泌尿系统（URINARY SYSTEM）………………………………… （53）

实验十三　内分泌系统（ENDOCRINE SYSTEM）…………………………… （57）

实验十四　男性生殖系统（MALE REPRODUCTIVE SYSTEM）…………… （60）

实验十五　女性生殖系统（FEMALE REPRODUCTIVE SYSTEM）………… （63）

实验十六　感觉器官（SENSE ORGANS）…………………………………… （67）

第二篇　胚胎学实验

实验一　胚胎总论(GENERAL EMBRYOLOGY) ……………………………………（73）

实验二　颜面、腭和颈的发生(DEVELOPMENT OF FACE，PALATE AND NECK)
………………………………………………………………………………………（77）

实验三　消化和呼吸系统的发生(DEVELOPMENT OF DIGESTIVE SYSTEM
AND RESPIRATORY SYSTEM) ………………………………………（78）

实验四　泌尿和生殖系统的发生(DEVELOPMENT OF THE UROGENITAL
SYSTEM) ……………………………………………………………………（80）

实验五　心血管系统的发生(DEVELOPMENT OF THE CARDIOVASCULAR
SYSTEM) ……………………………………………………………………（82）

实验报告 …………………………………………………………………………（85）

组织学与胚胎学实验要求

一、实验注意事项

(一)实验前——做好准备工作

1. 上实验课前,必须先复习相关理论和预习实验内容,以便正确利用实验时间,提高实验效率。

2. 实验前应带实验指导、实验报告、铅笔(普通 HB 铅笔及红、蓝彩色笔各一支,禁止使用水彩笔)、橡皮等进入实验室,所用铅笔应预先削好。

3. 实验前先检查所用之显微镜和组织切片是否有破损和缺失。

(二)实验时——认真做好实验

1. 不迟到,不早退,实验时讲文明,爱护公共财物。

2. 实验时,按实验指导进行实验,按时完成作业。如实验已完,仍应留在实验室内复习组织学切片,不得随便离开实验室。

3. 实验时不私自更换显微镜,不拆卸镜头,不损坏切片等。

4. 示教标本不得随意移动。

5. 显微镜镜头如不清洁,可用擦镜纸擦拭,但要注意节约。禁止用手指或手帕等擦显微镜镜头。

(三)实验后——做好清洁工作

1. 实验结束,将实验报告交给老师。

2. 实验后应把显微镜和组织学切片放回原处,并把实验室整理干净。

二、显微镜的结构与使用

显微镜是学习本课程最重要的工具之一,属贵重仪器,因此我们必须在了解其构造的基础上妥善使用和保护。

(一)显微镜的一般构造

光学显微镜的构造如图 1 所示。

1. 镜座:位于最下部,起支持作用。在镜座左侧下方有一电源开关和电光源亮度调节器。电光源亮度调节器用来调节光源强弱,可选择自己最适亮度。

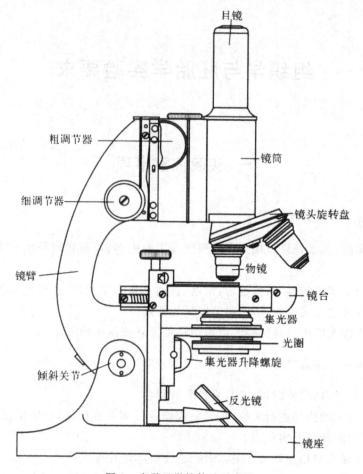

图 1　光学显微镜构造示意图

2.镜臂:位于中部,起支持和握取作用。

3.镜筒:一般分为内、外两层。

4.目镜:为双筒,它嵌于镜筒之顶端,根据需要,可自行调节双筒目镜的间距。目镜上刻有 5× 或 10× 等字样,表示其放大倍数。

5.旋转盘:接于镜筒下方,上嵌物镜,可以旋转,用来更换物镜。

6.物镜:嵌于旋转盘下方,分低倍、高倍和油镜三种,其上均刻有物镜放大倍数,如 4×、10×、40×、100×。

(1)低倍镜:有两种,一种放大约 4 倍,镜头最短,有红线标记;另一种放大约 10 倍,镜头较长,镜面较小,有浆红色线标记。

(2)高倍镜:放大约 40 倍,镜头较长,镜面较小,有绿线标记。

(3)油镜:放大约 100 倍,镜头最长,镜面最小,有淡蓝色线标记,使用时在镜头与玻片之间要加香柏油,以提高显微镜的分辨率。

7.粗调节器:位于镜臂下方,转轮较大。

8.细调节器:位于粗调节器中间,转轮较小,在外还有一升降刻度。

9.镜台:为放置玻片的平台,中央有一圆孔,光线可通过此孔,镜台上装有玻片推进器。

10. 副镜面:由集光器和光圈两部分组成。

(1)集光器:由多块透镜组成,用于集聚光线。

(2)光圈:位于集光器下方,可任意缩小和扩大。

11. 光源:位于镜座中间的圆柱形结构,内装有小灯泡作为本显微镜光源,灯泡上面可放置各种滤色镜片。

(二)显微镜的使用规则

1. 携取:右手握持镜臂,左手托住镜座。

2. 放置:镜臂向前、镜台向后,置座位偏左侧。

3. 对光:本显微镜光源不来源于外界自然光,而它本身有一光源,因此插上电源插头后,打开开关,转低倍镜于镜筒下方,调节光源强度,用双眼在目镜上观察,使视野内明亮度以自己感觉舒适为宜。两目镜之间的距离可自行调节,如光源太强,则观察时刺眼;如光源太弱,则观察时有不舒服之感。

4. 装上组织切片:对光后,用粗调节器升高镜筒,将切片标本平置镜台上。盖玻片必须向上,否则用高倍镜观察时不能看清,并易压碎切片和损坏镜头。然后将组织切片移至圆孔中央。

5. 使用低倍镜,依下列步骤进行:

(1)先将粗调节器往外转,并用双眼在镜侧看好,使镜筒慢慢下降至距玻片约 3mm 为止。勿使镜头与玻片直接接触。

(2)双眼注视目镜,并将粗调节器向内转,使镜筒慢慢上升,直至见到物像为止。

(3)转动细调节器,使物像达到最清晰为止。

(4)如光线太强或太弱,或切片位置不当,均于此时调节校正。

由于低倍镜视野大而清晰,可以看清较多的结构,因此在观察和寻找组织器官时,尽量在低倍镜下用功夫。

如欲观察细胞的结构,可用高倍镜,但在高倍镜视野中能看见的范围小,故在使用之前,必须在低倍镜下把要观察的部分先移到视野中央,再转用高倍镜。否则,在高倍镜下很难找到需要观察的结构。

6. 使用高倍镜:在低倍镜下将需观察的结构移至视野中央后,把高倍镜转至镜筒下方,再用细调节器调节焦距,即可得到清晰的物像。

7. 使用油镜:在使用油镜之前需做好两个准备:其一,将油镜镜头和玻片用 1:1 乙醚纯酒精或二甲苯拭净;其二,先用低倍镜和高倍镜找到需要观察的物体,并移至视野中央。接着按下列步骤操作:

(1)先把镜头升高约 1cm。

(2)油镜头转至镜筒下方。

(3)滴香柏油一滴于切片上欲观察之处,勿产生气泡。

(4)两眼从侧面看镜头,将镜头慢慢下降,直至镜头浸入油滴,但与玻片相隔约 0.5mm 左右。

(5)双眼注视目镜,并用细调节器调节至最清晰为止(注意:使用油镜时,光线需强)。

(6)油镜使用以后,必须先用擦镜纸抹去镜头和玻片上的油迹,然后再用少量 1:1 乙醚纯酒精拭净。

8.收藏:使用完毕后,首先关掉电源开关,拔掉电源插头,移去玻片,再将镜头下降,把物镜转到两侧,然后转动粗调节器,使镜筒下降至最低处,最后放回橱内。

(三)显微镜的保护

1.必须用两手来携取和送还显微镜,即用右手握住镜臂,左手托住镜座。

2.使用时,勿使尘埃、湿气、水滴、药品等沾及显微镜的任何部位。

3.目镜和物镜遇到灰尘或污物时,禁止口吹和手抹,以免损伤透镜,而需用擦镜纸或绸布擦净,如果干拭擦不净,那么可用擦镜纸或绸布蘸一滴1:1乙醚纯酒精将污物拭去。

4.严禁拆卸、调换和玩弄目镜和物镜,取用镜头时,手指切勿触及它。

5.使用细调节器或推进器勿用力过猛,以免受损。

6.离开座位时,需将镜身推向桌子中央,以免撞翻。

(四)其他

1.必须牢记"先低倍,后高倍,盖玻片向上"。

2.显微镜放大倍数＝目镜放大倍数×物镜放大倍数。

三、组织切片的一般制作方法

(一)制片方法的种类

在实验教学中所观察的各种组织切片,所采取的制片方法种类很多,主要有以下几种:

1.切片标本:此种组织标本制片法是组织学研究中最广泛应用的基本方法。根据所用的支持物质不同,切片方法可分为石蜡包埋切片、火棉胶包埋切片和冰冻切片,其中以石蜡包埋切片最常用。在制作石蜡和火棉胶包埋切片的过程中,组织都得经过取材、固定、脱水、透明、石蜡或火棉胶包埋、切片、染色和封固等步骤。而冰冻切片只经过取材、固定、冰冻、切片、染色和封固等步骤。

2.涂片标本:把人体内液态的组织成分(如血液、骨髓)或内脏器官的排出物(如精液、阴道脱落细胞等)直接涂抹在载玻片上,经固定和染色制成组织标本。涂片标本用以观察细胞的形态及其微细结构。

3.铺片标本:将膜状组织结构如大网膜、肠系膜或皮下疏松结缔组织、神经丛等结构成分伸展后平铺于载玻片上,经固定、染色和封固等步骤制成组织标本。铺片标本主要用于观察各种结构成分的整体形态和微细结构。

4.磨片标本:把坚硬的骨和牙,不经脱钙而直接磨成薄片,不染色或经过染色后,封固制成标本,如骨磨片、牙磨片等。

5.压片标本:将小块组织经药物处理、染色后,用盖玻片压平于载玻片上所制成的标本,如运动终板、肌梭等。压片标本用以观察其结构的整体形状。

6.分离标本:把组织块浸入化学药品分离液内,分解细胞间质,使细胞分离,再染色和封固制成的组织标本,即可观察单个完整的细胞,如肌纤维、神经元等。

7.血管注射标本:将卡红、普鲁士兰、墨汁等染料加明胶配制成染色液注入血管内,然后取材、固定、包埋、切片和封固所制成的标本,如肝、肾、肺、小肠等血管注射切片标本,以观察这些器官的血管分布特点。

8.整体装片标本:将很小的动物或早期胚胎,经固定、染色和封固制成的标本,例如鸡胚整体标本,以观察胚体的表面立体形态特征。

9.活体标本:指光镜下直接观察活细胞或组织的形态和运动状况的标本,如精子运动、纤毛运动等。

(二)制片方法及主要操作步骤

组织标本的各种制片方法在具体操作上虽然有所不同,但其基本操作步骤是类同的,都需要经过取材、固定、染色和封固等主要步骤。如果是切片标本,则需要增加一个切片步骤。现把各种制片方法归纳为切片法和非切片法两大类,并将其主要操作步骤列于图2中。

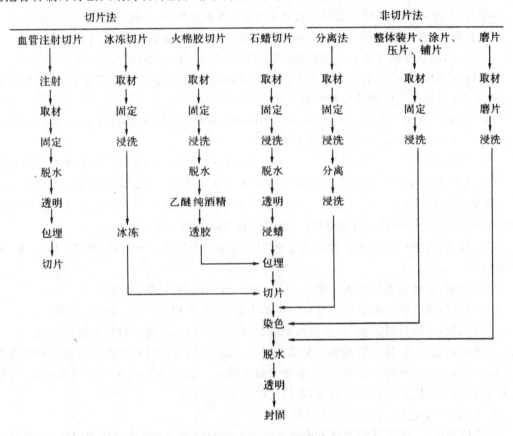

图2　制片方法及主要操作步骤

(三)几种常用的染色方法

在自然状态下绝大多数组织是无色、不透明的,需用相应的方法制成薄片,再经过染色和透明后才能供显微镜观察。组织制片中最常用的方法是石蜡包埋切片,经苏木素(hematoxylin)和伊红(eosin)染色(简称HE染色),通常称之为普通染色切片或常规染色切片;除此以外的其他各种染色方法则称为特殊染色。现对该种常规制片染色方法的制作过程详细介绍如下,使同学们对实验中将要观察的组织标本的染色和制作过程有所了解(图2)。

1.石蜡包埋切片与 HE 染色法

(1)取材:材料愈新鲜愈好,以防组织失活后发生变化。组织块厚度不应超过 0.5cm。

(2)固定:将组织块放入 10％福尔马林、Bouin 液等固定剂中固定 24 小时,使组织细胞的蛋白质变性,以保存其原有的形态。

(3)浸洗:固定后须经流水或酒精洗涤,直至组织内的固定剂洗净为止,一般约需 24 小时。

(4)脱水:经过 50％、70％、80％、90％、95％、100％各级酒精脱水,每级为 2～6 小时,其目的在于除去组织中的水分,代之以酒精。

(5)透明:组织脱水后,浸入二甲苯内直至透明为止,使组织中的酒精被透明剂取代后才能浸蜡包埋,一般为半小时至 2 小时。

(6)浸蜡:放入温热熔融的石蜡内浸透数小时,通常为 2～4 小时即可。

(7)包埋:将温热之石蜡倒入一定形状的容器内,使组织凝固其中,以待切片。

(8)切片:用切片机将含有组织的蜡块切成厚度为 5～8μm 的薄片。

(9)贴片与烘干:在清洁的载玻片上匀涂微量蛋白甘油,再滴上数滴蒸馏水,并将蜡片置于水面上,在烘片台上使蜡片展平后烘干。

(10)脱蜡与入水:切片浸入二甲苯内 10～20 分钟,再依次经过 100％、95％、90％、80％、70％酒精各 5 分钟,然后入蒸馏水 2 分钟。

(11)染色:切片放入苏木精染液 5～10 分钟→自来水洗 2 分钟→0.5％盐酸溶液分色数秒钟(光镜下检查胞核呈浅红色,细胞质及胶原纤维几乎无色)→蒸馏水洗→流水冲洗半小时→蒸馏水冲洗 1 分钟→70％、80％、90％酒精冲洗各 5 分钟→0.5％伊红染液(以 90％酒精为溶剂)3～5 分钟→95％酒精分色(至无红色自组织上脱下为止)。

(12)脱水:已染色的组织切片依次放入 95％酒精 1～2 分钟→100％酒精(Ⅰ)、(Ⅱ)各 10 分钟。

(13)透明:切片脱水后放入二甲苯(Ⅰ)、(Ⅱ)、(Ⅲ)内,每道各 10 分钟。

(14)封固:将已透明的组织切片从二甲苯中取出,滴加树胶,盖上盖玻片封存。

染色结果:细胞核呈紫蓝色,细胞质和细胞间质的某些有形成分则呈粉红至红色。

2.镀银染色法:机体中的某些组织结构成分,经硝酸银处理后形成细小的银微粒附着在组织结构上,再经还原使其呈棕黑色,便于光镜下观察。此法主要用于显示网状纤维、嗜银细胞、神经组织等组织结构成分,应用范围仅次于 HE 染色法。

3.Wright's 染色法:常用于血涂片的制作。

4.活体染色法:把无毒或毒性很小的染料(如台盼蓝、墨汁等)注射到动物体内,通过巨噬细胞的吞噬作用,将染料吞噬于细胞内,以此识别巨噬细胞。

四、实验方法及基本要求

1.观察:本课程的实验标本主要是切片,观察切片时,对每张切片都应按照实验指导,先用低倍镜将切片全部观察一遍,然后选择适当的部位转至高倍镜下仔细观察。

显微镜下看到的形态结构往往和理论上所描写的情况并不完全一样,究其原因,大致有如下几种:

(1)出现情况不同,其形态结构可能产生差异。如腺细胞一般呈立方形,但充满分泌物时,细胞可转变为柱形;分泌物完全排出时,则可变成低立方形,甚至是扁平形。

(2)由于切面关系,在立体结构的不同切面上,其形态不可能全部一样。在理论讲解时,我们总是以全面的、立体的观点加以介绍,但在实际观察切片时,由于切面限制,我们只能看到立体结构的一个切面(图3)。

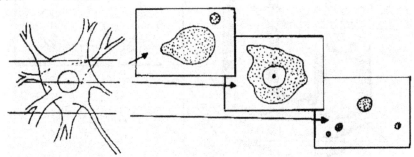

图3　神经元不同切面示意图

(3)由于染色的限制,在理论上所描述的组织结构,不能用 HE 染色法显示出来,而要通过各种特殊染色才能加以补充显示,如肥大细胞、神经原纤维、小肠内的嗜银细胞等。

(4)由于人工伪像的干扰,活细胞或组织在制样过程中会受到某些因素的影响,例如脂肪细胞的脂滴被溶后形成空泡,软骨细胞的皱缩现象,组织结构之间的裂隙以及染料残渣、刀痕、气泡等都属于人工伪像,观察时应注意加以识别。

2.绘图:为加强记忆,选择某些重点切片,在仔细观察的基础上进行绘图,绘图格式如图4所示。绘图时要求做到:

(1)科学性:所绘结构和文字说明应当概念清楚,正确无误。

(2)真实性:力求反映镜下所见的真实微细结构,颜色应尽量与其相应。

(3)特征性:图中应突出所观察的细胞、组织或器官的结构特征。

(4)艺术性:图面设计、大小比例、颜色深浅、线条粗细等都应合理适当,要有艺术感。

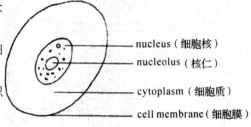

图4　绘图格式示范

(5)认真程度:一幅图的质量和认真程度如何,可以反映同学的学习态度是否端正。

绘图过程中注意用相应的彩色笔,例如 HE 染色切片,可用蓝色绘细胞核,红色绘细胞质。绘好图后,将各种结构引出标线,用铅笔分别用中英文标明内容,标线要平行整齐,图下面应注明标本名称、染色方法、放大倍数。

3.示教:按实验指导及示教简图辨认各种结构的切面(图5)。

4.电镜图像观察:认识重点内容的超微结构。

(1)透射电镜图像的观察:着重观察细胞膜、细胞外形、细胞器和细胞核的超微结构。

(2)扫描电镜图像的观察:着重于细胞、组织或器官表面的形成结构及整体、立体关系。

5.观看录像:了解一些基本实验操作,进一步深化对理论内容的理解。

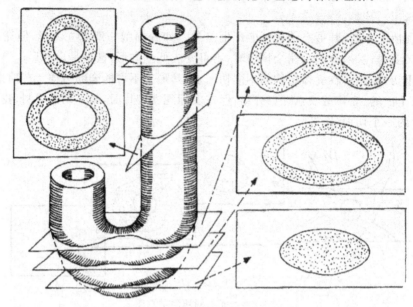

A. 管状器官的不同切面

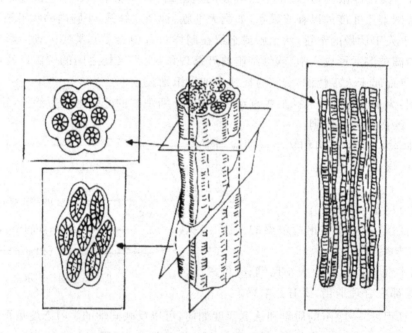

B. 束状器官的不同切面

图 5　器官不同形态的切面示意图

第一篇　组织学实验

　　组织学研究的内容包括细胞、基本组织、器官和系统。细胞是人体结构和功能的基本单位，是组织和器官的结构基础。许多形态相似、功能相关的细胞，与细胞间质结合而形成的细胞群，称为组织。组织有多种类型，每种组织具有某些共同的形态结构特点和相关的功能，执行一定的生理功能。器官是在胚胎发育早期几种不同组织发育分化和相互结合形成的，在机体内执行比组织更高一级的特定生理功能。许多功能相关的器官联合在一起构成系统。每个系统在机体内执行一定的相对独立的功能。

　　组织学实验主要应用组织切片在光镜下观察，理解组织学理论，学生通过观察组织与细胞的光镜结构，然后绘图，加深记忆，并为病理学的学习奠定基础。在学习中，针对一些难点和少见的组织结构和细胞，本实验还提供了示教内容。组织、细胞的超微结构也是组织学学习的重点之一，实验中可根据不同专业的学习要求，重点选用电子显微镜的图片进行示教。此外，还可辅以挂图、幻灯、投影、录像和多媒体教学，力求取得良好的组织学实验效果。

实验一　上皮组织(EPITHELIAL TISSUE)

上皮组织由大量紧密排列的上皮细胞和少量的细胞间质所组成。根据上皮细胞的形态和排列层次可把上皮分为各种类型的单层上皮和复层上皮。

一、观察切片

(一)单层扁平上皮(simple squamous epithelium)表面观

片名:蛙的肠系膜平铺标本,$AgNO_3$染色。

目的:认识单层扁平上皮表面观的形态特点。

【肉眼观察】　标本小,呈浅褐色,厚薄不一,颜色深浅不同。

【低倍观察】　选择标本最薄处,即染成浅黄色的区域进行观察。

(1)细胞紧密排列,呈多边形互相镶嵌。

(2)细胞间呈锯齿形或波浪形的黑线即细胞间质。

(3)细胞核椭圆形,色浅。

【高倍观察】　低倍镜下观察到的各种结构更为清楚,有时见核偏位,这是因为铺片时牵拉标本所致。

(二)单层扁平上皮(simple squamous epithelium)侧面观

片名:人小肠纵切面,HE染色。

目的:掌握单层扁平上皮(间皮)的侧面观,结合单层扁平上皮表面观,建立起单层扁平上皮的整体概念。

【肉眼观察】　这是人小肠切面,呈长方形,切片一边平整,即间皮面;相对的另一面高低不平,为黏膜面,可观察单层柱状上皮,如右图所示。

凹凸不平面

平整面

【低倍观察】　在切片平整面,见到一条细长红线,即为间皮,它是一层很薄的结构,胞质被染成红色,细胞界线不清楚,并且一端游离,另一端与结缔组织连接。

【高倍观察】　间皮细胞有核部位较厚,细胞核呈较扁的椭圆形、紫蓝色,核与核之间相隔一定距离。若见细胞核呈圆形并紧密排列在一起,这是取材时人为造成间皮皱缩所致;若局部无间皮见到,这是制片过程中间皮脱落所致。

（三）单层柱状上皮（simple columnar epithelium）

片名：小肠纵切面，HE 染色。

目的：掌握单层柱状上皮及纹状缘的形态特点。

【低倍观察】

（1）先用肉眼连同低倍镜观察切片高低不平一面。

（2）在高低不平侧的表面可见一层排列整齐的细胞就是单层柱状上皮。

（3）上皮一面朝向肠腔，这是游离面，另一面与结缔组织相连，即基底面。挑选结构清楚的上皮用高倍镜观察。

【高倍观察】

（1）上皮由一层柱状细胞紧密排列而成。

（2）上皮细胞核呈椭圆形，垂直并近基膜一端，注意细胞核和细胞质在体积上的比例。

（3）柱状细胞之间夹有少量空泡状的细胞，即杯状细胞，其核呈三角形，色深靠近基底端。

（4）在柱状上皮游离面上可见一条折光性强、均质红线的纹状缘。

（四）单层立方上皮（simple cuboidal epithelium）

片名：甲状腺，HE 染色。

目的：掌握单层立方上皮的形态结构特点。

【低倍观察】　可见许多大小不等的甲状腺滤泡，滤泡腔中含有红色的胶状物。

【高倍观察】　选择典型的滤泡进行观察，滤泡上皮细胞呈立方形，细胞界线不太清楚，细胞质染成粉红色，胞核圆形，位居细胞中央，染成紫蓝色。

（五）假复层纤毛柱状上皮（pseudostratified ciliated columnar epithelium）

片名：人气管横切面，HE 染色。

目的：掌握假复层纤毛柱状上皮的形态结构特点。

【肉眼观察】　在游离面可见细胞核较多被染成紫蓝色的一层，即为假复层纤毛柱状上皮。

【低倍观察】　上皮细胞核染成紫蓝色，高低不等，细胞界线不明显。

【高倍观察】　可见上皮由四种细胞构成，形态特点分别是：

（1）柱状细胞：数量最多，形似柱状，顶部到达游离面，在其表面可见有一排纤细而整齐的纤毛，胞核椭圆形，位于细胞上部。

（2）杯状细胞：柱状细胞间夹有少量杯状细胞，顶部胞质呈白色空泡状，有时可呈浅蓝色，核位于细胞基部。

（3）梭形细胞：位于柱状细胞之间，胞体呈梭形，胞核椭圆形，位于细胞中央。

（4）锥形细胞：细胞较小，呈锥体形，紧贴于基膜上，胞核靠近细胞基部。

（5）以上四种细胞的基部均附着于基膜上，但由于核的排列高低不一，形似复层，故称为假复层。

（6）上皮的基膜厚而明显，呈淡红色，均质而发亮，并与结缔组织相连。

（六）复层扁平上皮（stratified squamous epithelium）

片名：人食管横切面，HE 染色。

目的：掌握复层扁平上皮各层细胞的形态和排列规律。

【肉眼观察】　在食管横切面上，腔面弯弯曲曲，含较多紫蓝色核的厚层部分即为复层扁平上皮。

【低倍观察】　如右图所示，在食管腔面找到厚而染色深的上皮，由多层细胞组成，上皮与结缔组织的交界面即基底面，呈波浪形，而游离面较平整，近表面几层细胞为扁平状。

【高倍观察】　从上皮的基底面逐渐推向表层观察：

（1）基底层：细胞小，呈低柱状，排列成一层，胞核椭圆形、染色较深，胞质少、嗜碱性。

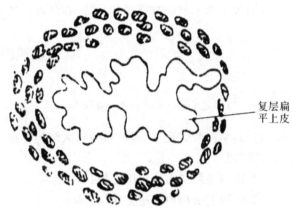

复层扁平上皮

（2）中间层：细胞逐渐增大，变为多边形排列成数层，细胞界线清楚，核大而圆，位于中央，胞质染色浅。由深层至浅表，细胞逐渐由多边形向梭形和表层的扁平形过渡。

（3）浅表层：细胞扁平形，核扁圆形与表面平行排列，细胞逐渐退化，结构不清。

（七）变移上皮（transitional epithelium）

片名：人膀胱收缩状态的切面，HE 染色。

目的：认识变移上皮的形态特点。

【低倍观察】

（1）上皮细胞有好几层，从基底到表层，细胞由小到大。

（2）最表面的细胞称盖细胞，细胞较大，呈立方形，染色深，有的可有 2 个核。盖细胞的形态随器官的舒张和收缩而变化。

（3）上皮基底面较平整。

【高倍观察】　仔细观察变移上皮各层细胞。

二、示　教

腺上皮和腺末房

片名：人气管壁的混合性腺，HE 染色。

目的：认识腺末房（腺泡分泌部）和导管的结构特点。

【观察】

(1)腺末房一般呈圆形泡状或短管状结构。每个末房均由一层锥体形的腺细胞围成。

(2)浆液性腺末房:呈紫红色,胞质染色较红,核圆,位于细胞基部。

(3)黏液性腺末房:呈灰白色(因胞质内的黏液物质在制片过程中被溶解而造成),核扁,位于细胞基部。

(4)混合性腺末房:由上述两类腺细胞共同组成,常见的形式为混合性腺末房的末端附有数个浆液性腺细胞,切片中呈半月形,故称浆半月。

(5)腺末房上部有时可切到导管,在接近气管上皮时渐移行为假复层纤毛柱状上皮。

三、电镜图像

(一)微绒毛(microvilli)纵、横切面

目的:掌握微绒毛纵、横切面的超微结构特征。

【观察】

(1)微绒毛纵切面的超微结构。

(2)微绒毛横切面的超微结构。

(3)肠上皮细胞侧面还可见细胞连接的超微结构。

(二)纤毛(cilia)纵、横切面

目的:熟悉纤毛的超微结构特征。

【观察】 可见纤毛纵、横切面和微管、基体等超微结构。

(三)连接复合体(junctional complex)

目的:了解连接复合体的超微结构。

【观察】 紧密连接、中间连接、桥粒、缝隙连接等超微结构。

四、录 像

组织学制片方法。

五、思考题

1.区分各类上皮的主要依据是什么?

2.如何鉴别假复层纤毛柱状上皮、复层扁平上皮和变移上皮?

3.根据所观察的切片,总结出上皮组织的特点。

4.电镜下如何区别微绒毛和纤毛?

实验二 结缔组织(CONNECTIVE TISSUE)

结缔组织由大量细胞间质和散布其中的各种细胞组成。细胞间质包括基质和纤维。结缔组织的类型很多,广义的概念包括胶态的固有结缔组织、固态的软骨和骨、液态的血液。一般所称的结缔组织就是指固有结缔组织而言。

Ⅰ.固有结缔组织

一、观察切片

要求:掌握结缔组织的特点和分类,注意与上皮组织比较;掌握疏松结缔组织的主要成分、形态和结构特点。

(一)疏松结缔组织(loose connective tissue)铺片

片名:大白鼠皮下结缔组织伸展片,台盼蓝或墨汁活体注射,Weigert+HE染色。

要求:认识结缔组织部分纤维和细胞。

【肉眼观察】 伸展片呈紫红色,选择较透亮区域观察。

【低倍观察】

(1)胶原纤维:淡红色,粗细不等,有分支,数量多。

(2)弹性纤维:多单根走行,细丝状,有分支,常见断端卷曲成波浪形,折光性强,染成紫蓝色,数量少。

(3)胶原纤维和弹性纤维互相交织成网,网间空隙处即基质,网间还散在着许多结缔组织细胞。

【高倍观察】

(1)成纤维细胞:数量多,胞体较大呈扁平状,有细长突起,细胞界线不甚清楚。核大、呈卵圆形、色浅,胞质内一般没有吞噬染料颗粒。

(2)巨噬细胞:细胞形态不一,有不规则的突起,核较小而染色深,呈圆形或椭圆形,胞质内含有大小不等的蓝色吞噬颗粒。

(二)疏松结缔组织切片

片名:人回肠纵切面,HE染色。

要求:认识疏松结缔组织在器官切面上的结构特点。因它分布广,今后在观察各器官时会经常碰到,所以要仔细观察。

【肉眼观察】 小肠切片中浅红色部分为疏松结缔组织。

【低倍观察】 在切片中找到淡红色松散处,即疏松结缔组织,它由许多长短不一、方向不同的纤维断面交织成网状结构,结缔组织细胞核散在其间。此外,还有许多大小不等的空腔和团块结构,为血管和神经丛(待以后再观察)。

【高倍观察】

(1)大量粗细不等、长短不一、方向不同的红色纤维断面疏松交织排列,多数是胶原纤维,弹性纤维细,折光性较强,但不易区别。

(2)细胞散在纤维之间,数量多,成纤维细胞核大、椭圆形、色紫,其他结缔组织细胞不易区分。

(三)致密结缔组织(dense connective tissue)

片名:人手指皮切面,HE 染色。

要求:认识致密结缔组织的结构特点,并与疏松结缔组织相比较。

【肉眼观察】 表面呈紫蓝色的部分为表皮,其下方浅红色部分即为致密结缔组织。

【低倍观察】

(1)切片一边细胞紧密排列成数层,是手指皮的表皮,即复层扁平上皮。

(2)表皮下方淡红色部分是皮肤的真皮,即致密结缔组织。

(3)纤维粗大,排列紧密,有横切、斜切和纵切,说明互相交织。

(4)细胞少、散在分布,仅见圆形或椭圆形的核。

【高倍观察】

(1)胶原纤维色红、量多,光线调暗后可见淡红色细而折光性较强的弹性纤维夹在其间。

(2)细胞成分相对较少,多为成纤维细胞和纤维细胞。

(四)脂肪组织(adipose tissue)

片名:人手指皮切面,HE 染色。

要求:认识脂肪组织的结构特点。

【肉眼观察】 表面染色较深部位为表皮,其下方浅红色为真皮,再下方即为皮下组织。

【低倍观察】 在真皮下方的皮下组织内可见疏松结缔组织和脂肪组织,脂肪组织颜色非常淡,呈网状结构。

【高倍观察】

(1)脂肪细胞呈圆形或多边形,边缘呈淡红的是胞质,中央空白区是脂滴(脂肪在制片过程中已被溶解,故呈空泡状)。

(2)胞核被脂滴挤在一侧边缘,呈新月形,大部分细胞没有切到核。

(3)脂肪细胞之间有少量结缔组织。

(五)网状组织(reticular tissue)

片名:猫淋巴结切面,HE 染色。

要求:认识网状组织的形态特点。

【低倍观察】 选择比较疏松而色浅的部位,换高倍镜观察。

【高倍观察】
(1)网状细胞较大而不规则,有许多突起,互相连接成网。
(2)网状细胞核呈圆形或椭圆形,位于中央,染色浅,核仁明显。
(3)网状细胞间填充有许多淋巴细胞。
(4)本片因 HE 染色,网状纤维不能显示。

二、示　教

(一)肥大细胞(mast cell)

片名:大白鼠皮下结缔组织伸展片,硫堇染色。
要求:认识肥大细胞的形态特点。
【观察】
(1)肥大细胞呈圆形或椭圆形。
(2)胞质内含许多粗大且呈深紫色的异染性颗粒。
(3)核小,呈圆形或椭圆形,位于细胞中央,本片细胞核没有着色而呈现一白色区域。

(二)浆细胞(plasma cell)

片名:鼻息肉或子宫颈上皮移行部切片,HE 染色。
要求:认识浆细胞的形态结构。
【观察】
(1)浆细胞为椭圆形。
(2)核圆而小,偏位于一侧,染色质呈块状,紧贴核膜,排列似车轮状。
(3)胞质较多,嗜碱性,呈淡紫蓝色,核旁常可见浅染区。

(三)脂肪细胞(fat cell)

片名:小白鼠肠系膜伸展片,苏旦Ⅲ染色。
要求:认识脂肪细胞的形态。
【观察】　染成橘红色,大小不等,圆形或椭圆形结构即为脂肪细胞内的脂滴。

(四)网状纤维(reticular fiber)

片名:猫淋巴结,银染。
要求:了解网状纤维特点。
【观察】　网状纤维呈棕黑色,细而弯曲,并多分支,交织成网状。

(五)弹性纤维(elastic fiber)

片名:人头皮或肺,Weigert 弹性纤维特殊染色。
要求:了解弹性纤维的特点。
【观察】　染成深紫红色的是弹性纤维。

三、电镜图像

（一）胶原原纤维（collagenous fiber）

要求：掌握胶原原纤维的超微结构特征。

【观察】 可见胶原原纤维的周期性横纹。

（二）巨噬细胞（macrophage）

要求：掌握巨噬细胞的超微结构特征。

【观察】 可见巨噬细胞表面有不规则的突起和微绒毛，胞质内可见较多的溶酶体、吞噬体及高尔基复合体等超微结构。

（三）成纤维细胞（fibroblast）

要求：掌握成纤维细胞的超微结构特征。

【观察】 可见成纤维细胞的表面形状以及胞质内的高尔基复合体、粗面内质网和游离核糖体等超微结构及细胞周围的胶原原纤维。

（四）肥大细胞（mast cell）

要求：掌握肥大细胞的超微结构特征。

【观察】 可见胞质内充满着由单位膜包裹而内部结构呈多样性的颗粒，以及粗面内质网和高尔基复合体等超微结构。

（五）浆细胞（plasma cell）

要求：掌握浆细胞的超微结构特征。

【观察】 可见胞质内有大量平行排列的粗面内质网和发达的高尔基复合体等结构特征。

四、思考题

1. 比较结缔组织与上皮组织的异同点。
2. 总结成纤维细胞、巨噬细胞、浆细胞、脂肪细胞和肥大细胞的形态结构特点和功能。
3. 疏松结缔组织中三种纤维在光镜下有何不同？

Ⅱ. 软骨组织和骨组织

一、观察切片

要求:以透明软骨为例,掌握软骨的基本结构与分类特点。通过骨密质的结构,了解其组成及发生,掌握骨组织中几种细胞的形态特征。

(一)透明软骨(hyaline cartilage)

片名:人气管横切,HE 染色。
要求:了解软骨组织的结构特点,软骨细胞的形状和排列。
【肉眼观察】 管壁内染成紫蓝色的部分为透明软骨。
【低倍观察】
(1)两边包有薄层淡红色的致密结缔组织为软骨膜,其间为软骨组织。
(2)细胞间质呈淡紫色均质状(因胶原原纤维的折光率同基质一致,所以纤维看不见)。
(3)软骨细胞分散在基质内。
【高倍观察】
(1)软骨细胞:在软骨的边缘细胞较小,呈扁椭圆形或梭形。将视野移向软骨中央,细胞逐渐增大,呈圆形或半月形;靠中央的软骨细胞往往三五成群,称同源细胞群。
(2)软骨陷窝:软骨细胞大小不等,位于软骨陷窝内,在制片中因胞质收缩使细胞胞体呈不规则形,留下的腔隙即软骨陷窝。软骨陷窝周围的基质嗜碱性强,呈较深的紫蓝色,称软骨囊。

(二)骨密质(compact bone)

片名:人的长骨骨干横断面(骨磨片),银染。
要求:掌握骨密质的结构特点,了解各种骨板和骨细胞的排列方式。
【低倍观察】
(1)先找骨板
1)环骨板:平行于内、外表面的骨板(不用分内环骨板和外环骨板)。
2)骨单位:多层骨板呈同心圆状环绕中央管而成。
3)间骨板:在骨单位之间平行排列而不规则的骨板。
(2)黏合线:上述骨板之间呈白色透亮的为黏合质(可将光线调暗观察)。
(3)骨板间有骨陷窝和骨小管分布。
【高倍观察】 本片因是磨片,比较厚,换高倍镜时务必注意,切勿压碎玻片。
(1)骨陷窝呈黑色梭形。
(2)骨陷窝向两侧伸出骨小管,呈放射状排列。

二、示　教

(一)骨的发生(婴儿手指骨)

片名:婴儿手指骨,HE 染色。

要求:认识成骨细胞和破骨细胞的形态及骨化过程中的四个区。

【低倍观察】　从骨骺端到骨干的骨髓腔依次分为四个区:

(1)软骨储备区:软骨细胞较小,数目多,呈圆形或椭圆形,散在分布,基质色浅。

(2)软骨增生区:软骨细胞扁平形,成纵行排列。

(3)软骨钙化区:软骨细胞肥大,变圆呈空泡状。基质钙化,呈强嗜碱性。

(4)成骨区:钙化的软骨基质表面有红色新生的骨组织(过渡性骨小梁),呈条索状,不规则。内含不同阶段血细胞的是骨髓腔,骨髓腔边缘可见大而嗜酸性的破骨细胞。

【高倍观察】

(1)在骨髓腔边缘细胞排列成上皮样的为成骨细胞,胞质嗜碱性,核圆或椭圆形,位于细胞的一端。

(2)在成骨细胞附近,有时可见胞体很大,呈不规则形,胞质嗜酸性,内含多个细胞核的破骨细胞。

(二)弹性软骨(elastic cartilage)

片名:耳廓,Weigert 染色。

要求:了解弹性软骨的组织结构特征。

【观察】　弹性软骨结构类似透明软骨,特点是其间质内有大量互相交织染成紫红色的弹性纤维,在软骨陷窝周围特别密集。

(三)纤维软骨(fibrocartilage)

片名:椎间盘,三色染色法。

要求:了解纤维软骨的组织结构特征。

【观察】　间质中含有大量平行或交错排列的胶原纤维束,在胶原纤维束之间有成行排列的软骨细胞,细胞界限不清,软骨囊明显。

三、思考题

1.试述透明软骨的组织结构,为什么在此片中看不到纤维?

2.软骨有哪几种?根据什么区分?

3.试述骨密质的骨板排列方式。

4.比较成骨细胞和破骨细胞的来源、形态结构和功能。

实验三　血液和血细胞的发生
(BLOOD AND DEVELOPMENT OF THE BLOOD CELLS)

一、观察切片

血细胞(blood cells)

片名:人的血涂片,Wright 染色。

要求:了解各种血细胞的形态特点。

【低倍观察】　所见大量红色小点为红细胞,散在于红细胞之间的少量紫色小点即白细胞,白细胞在血涂片边缘较多。

【高倍观察】

(1)红细胞:双凹圆盘状,直径约 $7.5\mu m$,无胞核,胞质橘红,边缘染色深,中央色浅。

(2)中性粒细胞:数量较多,细胞圆形,核分 2～5 叶,多数 3 叶,叶间有极细的染色质丝相连。胞质内含有细而均匀淡紫红颗粒,其间有少量稍粗大、深紫蓝色的嗜天青颗粒。

(3)嗜酸性粒细胞:细胞圆形较大,核常分 2 叶,胞质中充满粗大、均匀的鲜红色颗粒。

(4)嗜碱性粒细胞:数量极少,不易找到,细胞圆形,核形态不规则,常被嗜碱性颗粒遮盖乃至看不清,胞质内含有大小不等、分布不均的紫蓝色颗粒,若找不到该细胞,可见示教。

(5)淋巴细胞:细胞有大有小,以小淋巴细胞为多,核圆形或卵圆形,染色深,一侧常有凹痕,胞质少,呈天蓝色。

(6)单核细胞:细胞最大,呈圆形,胞核呈肾形或马蹄形,胞质较多呈灰蓝色并可见少量细小的嗜天青颗粒。

(7)血小板:常呈星形或多角形的灰蓝色小体,体积很小,其中可见细小红紫色的血小板颗粒,常三五成群分布于红细胞之间。

二、示　教

嗜碱性粒细胞(basophilic granulocyte)

片名:人的血涂片,Wright 染色。

要求:认识嗜碱性粒细胞的形态特征。

【观察】　细胞圆,胞核常呈"S"形或不规则形,染色浅,胞质内含有嗜碱性颗粒,大小不等,分布不均,染成紫蓝色,可覆盖在核上。

三、电镜图像

(一)红细胞(erythrocyte)扫描电镜图像

要求:熟悉扫描电镜下红细胞的形态特征。

【观察】 红细胞形状。

(二)中性粒细胞(neutrophilic granulocyte)扫描电镜图像

要求:熟悉中性粒细胞的超微结构特征。

【观察】 细胞表面结构、细胞核、嗜天青颗粒、特殊颗粒和糖原颗粒等。

(三)嗜酸性粒细胞(eosinophilic granulocyte)扫描电镜图像

要求:熟悉嗜酸性粒细胞的超微结构特征。

【观察】 细胞表面结构、细胞核和嗜酸性颗粒等。

(四)嗜碱性粒细胞(basophilic granulocyte)扫描电镜图像

要求:熟悉嗜碱性粒细胞的超微结构特征。

【观察】 细胞表面结构、细胞核和嗜碱性颗粒等。

(五)淋巴细胞(lymphoctye)扫描电镜图像

要求:熟悉淋巴细胞的超微结构特征。

【观察】 细胞表面结构、细胞核、嗜天青颗粒、游离核糖体等。

(六)晚幼红细胞(late erythroblast)扫描电镜图像

要求:了解晚幼红细胞的超微结构特征。

【观察】 可见胞核,染色质致密块状、无核仁。

(七)巨核细胞(megakaryocyte)扫描电镜图像

要求:熟悉巨核细胞的超微结构特征。

【观察】 可见细胞质内有大量颗粒和囊泡,胞质成块脱落。

(八)血小板(platelet)扫描电镜图像

要求:熟悉血小板的超微结构特征。

【观察】 血小板含多种细胞器,在透明区内有微丝和微管,颗粒区内含有血小板颗粒、小管系、线粒体和糖原颗粒等。

四、思考题

1.红细胞的双凹圆盘状的外形有何功能意义？

2.嗜酸性粒细胞的正常值是多少？嗜酸性粒细胞增多,在临床上有何意义？

3.血小板值的增高或降低,可能会出现什么病理情况？

实验四　肌肉组织(MUSCULAR TISSUE)

肌肉组织由肌细胞组成,肌细胞细而长,故又称肌纤维,根据肌纤维的形态、分布和功能不同,可分为骨骼肌、心肌和平滑肌三种类型。

一、观察切片

(一)骨骼肌(skeletal muscle)

片名:人的骨骼肌纵、横切面,HE 染色。
要求:了解骨骼肌纵、横切面的形态特点。
【肉眼观察】 纵切面,肌纤维呈带状;横切面呈不规则的多边形。
1.纵切面
【低倍观察】
(1)首先分辨出一条条的肌纤维,比平滑肌粗得多。
(2)肌纤维呈长圆柱形,肌纤维边缘排列着很多长椭圆形细胞核。
(3)肌纤维之间可见少量结缔组织。
【高倍观察】
(1)肌纤维内纵行排列细丝是肌原纤维。
(2)在肌纤维上可见明、暗相间的横纹,调暗光线,在明带中可见 Z 线,在暗带上可见略为发亮的 H 带,M 线不清楚。
(3)细胞核呈长椭圆形,沿肌纤维纵轴的边缘排列。
2.横切面
【低倍观察】
(1)分清圆形或多边形小块为肌纤维横切面。
(2)肌纤维之间有少量结缔组织和一些毛细血管。
【高倍观察】
(1)肌纤维膜清楚。
(2)肌原纤维呈颗粒状。
(3)肌纤维边缘上可见圆形或椭圆形细胞核。

(二)心肌 (cardiac muscle)

片名:人的心脏切面,HE 染色。
要求:掌握心肌组织纵、横切面的形态特征。

1.纵切面

【低倍观察】

(1)心肌纵切面,肌纤维细长,呈圆柱形,分支并互相连成网。

(2)心肌纤维间有少量结缔组织。

【高倍观察】

(1)心肌纤维上有明带和暗带,但不如骨骼肌明显。

(2)在心肌纤维连接处可见与肌纤维长轴垂直的紫色粗线,即为闰盘。

(3)心肌纤维核呈椭圆形,位于细胞中央,核的两端肌丝少、较透亮。

(4)心肌纤维之间有少量结缔组织及丰富的毛细血管。

2.横切面

【低倍观察】 心肌纤维呈大小相似的小圆块。

【高倍观察】

(1)心肌纤维呈圆形或多边形,大小相似,近核处中轴透亮。

(2)肌纤维膜较清楚,肌丝较粗,有时呈放射状排列。

(3)核圆,位于中央;大部分肌纤维没有切到核。

(4)肌纤维之间含少量结缔组织及丰富的毛细血管。

(三)平滑肌 (smooth muscle)

片名:人小肠纵切面,HE染色。

要求:认识平滑肌在纵、横切面上的结构特点。

【肉眼观察】 切片上凹凸不平的一侧为肠腔面,外层染成红色的即为平滑肌部分。

【低倍观察】

(1)先在小肠壁外周找到红色平滑肌层。内层呈细点状的为平滑肌的横切面,外层呈长条形为平滑肌的纵切面。

(2)平滑肌之间的结缔组织极少,而在纵、横切面之间结缔组织略多。

【高倍观察】

(1)纵切面

1)平滑肌纤维呈细长梭形,肌纤维的末端与相邻肌纤维的中段作平行的镶嵌排列。

2)核呈长椭圆形或短棒状,可有扭曲,染色浅,在细胞中央。

3)胞质呈红色,无肌原纤维。

(2)横切面

断面大小不等,互相掺杂,大的中央有核,小的无核,无肌原纤维,肌细胞之间可见少量结缔组织的细胞核。

二、电镜图像

(一)骨骼肌

要求:掌握骨骼肌纤维的超微结构特征。

【观察】

(1)纵切面:肌原纤维(I 带、A 带、H 带、Z 线、M 线)、横小管、肌浆网、终池、三联体、线粒体等超微结构。

(2)横切面:注意识别粗肌丝、细肌丝以及两者的排列规律。

(二)心肌

要求:掌握心肌纤维的超微结构特征。

【观察】 可见 I 带、A 带、H 带、Z 线、M 线,以及横小管、肌浆网、终池、二联体、线粒体和闰盘等结构。

三、思考题

1. 心肌闰盘存在哪几种连接结构?有何意义?
2. 在光镜下,你能区分心肌、骨骼肌和平滑肌的哪些不同点?

实验五　神经组织(NERVE TISSUE)

神经组织由神经细胞和神经胶质细胞等组成,观察切片时应注意神经细胞的切面。此外,神经胶质细胞在 HE 染色切片上只见到胞核,胞质和突起需用特殊染色法才能显示。

一、观察切片

(一)运动神经元(motor neuron)

片名:猫脊髓横切面,HE 染色。

目的:掌握神经元细胞体及突起的形态结构特征。

【肉眼观察】　脊髓中央呈蝴蝶形而染色较深的部分,为灰质;周围染色较浅的部分为白质。灰质腹侧一对较圆钝的膨大突起为前角;背面一对细而长的突起为后角。

【低倍观察】

(1)先找到灰质前角,可见有胞体较大的多突起细胞,单个或成群排列,为多极运动神经元。有的未切到细胞核,故应选择结构完整的进行观察。

(2)其余小而多,仅见紫色胞核的是神经胶质细胞。

【高倍观察】

(1)胞体:为多边形,在胞质中可以看到。①胞核:大而圆,多位于胞体中央,核内异染色质较少,故着色浅,呈空泡状,核仁清楚可见。②尼氏体:为充满在胞质内的紫蓝色小块状或颗粒状结构。

(2)胞突:多为数个,长短不等。胞质中见有颗粒状尼氏体的胞突为树突;如突起的起始部为圆锥形,且染色浅、无尼氏体的轴丘,则此胞突为轴突。

(二)有髓神经纤维(myelinated nerve fiber)

片名:猫坐骨神经纵、横切面,HE 染色。

目的:掌握有髓神经纤维与神经的组织结构特征。

【肉眼观察】　切片上长条状为神经纵切面,圆块状为神经横切面,每一切面内含有很多有髓神经纤维。

1.纵切面

【低倍观察】　可见很粗的神经纤维束,束的两侧边缘有致密结缔组织组成的神经束膜,束膜内为粗细不等纵行条纹,即有髓神经纤维。

【高倍观察】

(1)轴索:在神经纤维的中轴见粗细不等、呈紫蓝色者,即为轴索。

(2)髓鞘:在轴索两侧,松网状淡红色结构为神经角质网(髓磷脂已被溶解)。

(3)郎飞结:有髓神经纤维缩窄处,此处无髓鞘,只有轴索通过,呈藕节状。

(4)神经膜:为髓鞘外侧一条较深细线,某些部位可见梭形神经膜细胞核。

(5)神经纤维间结缔组织很少。

2.横切面

【低倍观察】

(1)包裹整条神经外周的结缔组织即为神经外膜;包裹每个神经束外面的结缔组织为神经束膜;伸入神经纤维束内,神经纤维间的结缔组织为神经内膜。

(2)神经束内挤满圆形或椭圆形结构者皆是有髓神经纤维。

【高倍观察】 有髓神经纤维中央,浅紫色的为轴索,外周呈放射形浅红色的细线(即神经角质网)为髓鞘,髓鞘外包有一层深色的神经膜,有时可见细胞核。

(三)无髓神经纤维(unmyelinated nerve fiber)

片名:猫的交感神经节,HE 染色。

目的:认识无髓神经纤维的结构特点,并与有髓神经纤维作比较。

【肉眼观察】 见色深而粗大者为交感神经节,两端色浅而细长者为神经纤维。

【低倍观察】 在色浅处找细长神经纤维。

【高倍观察】 紧密排列呈条状结构者即无髓神经纤维。紫色细长的胞核为神经膜细胞的核,因轴突较细光镜下无法辨认。无髓鞘和郎飞结。

无髓神经纤维之间可见少量有髓神经纤维。

(四)脑膜(meninges)

片名:人脑膜,HE 染色。

目的:认识脑膜三层结构。

【低倍观察】

(1)覆盖大脑最外面一层较厚的红色结构为硬脑膜。

(2)紧贴脑组织表面的一薄层结缔组织是软脑膜。

(3)硬脑膜内面是薄层蛛网膜,有小梁,与软脑膜相连,其间腔隙为蛛网膜下腔。

【高倍观察】

(1)硬脑膜为致密结缔组织。

(2)软脑膜为疏松结缔组织。

(3)蛛网膜由疏松结缔组织构成,呈网状。

(五)脊神经节(spinal ganglia)

片名:猫脊神经节,HE 染色。

要求:认识脊神经节的形态结构。

【低倍观察】 外包结缔组织被膜,神经节内有许多大小不同的神经元,其周围包有一层被囊细胞,神经纤维束把神经元分隔成大小不等的群落。神经纤维大部分是有髓神经纤维。

【高倍观察】 神经元胞体大小不等,胞体近圆形,突起较难见到,核圆,染色浅,核膜清楚,核仁明显。被囊细胞扁而小,核椭圆或圆形。胞质中可见紫蓝色颗粒状的尼氏体。

（六）交感神经节（autonomic ganglia）

片名：猫交感神经节，HE 染色。

要求：了解交感神经节的形态结构。

【低倍观察】 外包有结缔组织被膜，被膜内是大小相似、分布均匀的神经元，其周围亦有一层被囊细胞。神经元之间多为无髓神经纤维。

【高倍观察】 神经元较小，呈椭圆形或多边形，突起很难看到，被囊细胞较少。

二、示 教

（一）神经胶质细胞（neuroglial cell）

片名：猫的大脑切面，Golgi 氏镀银法。

要求：认识神经胶质细胞的一般形态。

制片：取猫大脑一块，用特殊 Golgi 氏镀银法处理后，滴一滴树胶即成。本片无盖玻片，树胶封片。

【观察】

(1)原浆性星形胶质细胞：细胞突起粗短，分支多，呈丛状，胞体界线不清。

(2)纤维性星形胶质细胞：细胞突起细长，分支较少，胞核不清楚。

(3)少突胶质细胞：胞体小，突起少，分支也少。

(4)小胶质细胞：胞体小，长圆形，胞质少，突起少，有分支，表面粗糙。

（二）触觉小体（tactile corpuscle）

片名：人手指皮切面，HE 染色。

要求：认识触觉小体的形态结构。

【观察】 位于真皮乳头内的椭圆形结构即触觉小体，由触觉细胞横行排列而成，小体外包有一层结缔组织被囊。

（三）环层小体（1amellar corpuscle）

片名：猫肠系膜切面，HE 染色。

要求：认识环层小体结构。

【观察】

(1)它由许多层同心圆排列的薄膜围成。

(2)小体中央有一条均质状的圆柱。

（四）运动终板（motor end plate）

片名：壁虎尾肌，氯化金镀染。

要求：认识运动终板的结构。

【观察】

（1）位于骨骼肌上面的黑色树枝状结构是神经纤维,末端分支呈爪状。

（2）爪状末端呈钮扣状膨大,此处肌浆较多,两者共同组成运动终板。

三、电镜图像

（一）有髓神经纤维(myelinated nerve fiber)

要求:熟悉有髓神经纤维的超微结构。

【观察】 可见轴突、髓鞘板层、郎飞结。

（二）无髓神经纤维(unmyelinated nerve fiber)

要求:熟悉无髓神经纤维的超微结构。

【观察】 一个神经膜细胞包裹多条轴突。

（三）轴-体突触(axosomatic synapse)

要求:熟悉突触的超微结构。

【观察】

（1）突触前成分可见突触前膜、突触小泡、线粒体及微管、神经丝、微丝和滑面内质网等。

（2）可见突触间隙。

（3）突触后成分可见突触后膜。

四、思考题

1.在用 HE 染色的组织切片上如何识别神经细胞?

2.尼氏体有何染色特性?其光镜结构及超微结构如何?

3.在用 HE 染色的组织切片上如何区分有髓神经纤维和无髓神经纤维?

实验六 循环系统(CIRCULATORY SYSTEM)

循环系统包括心血管系统和淋巴系统。心血管系统是一个封闭式的循环管道系统,需从管腔面逐层向外观察,其结构也有差异,观察时应多加注意。

一、观察切片

(一)小动脉、小静脉和毛细血管(small artery、small vein and capillary)

片名:人肠系膜切面,HE 染色。

要求:认识小动脉、小静脉的结构,比较两者的差异。

【低倍观察】

(1)小动脉管壁厚而圆,内弹性膜呈波浪形,中膜明显。

(2)小静脉管腔大而不规则,内膜不易看清,外膜较厚。

(3)小动脉、小静脉周围有脂肪组织、疏松结缔组织、神经和毛细血管。

【高倍观察】

(1)小动脉

1)管壁可分内膜、中膜、外膜三层结构。

2)内膜:可见一层红色波浪形结构,为内弹性膜。内弹性膜的内侧见到的椭圆形胞核是内皮细胞核。内弹性膜和内皮细胞之间的内皮下层不很清楚。

3)中膜:由 6～7 层平滑肌环行排列而成,在肌纤维之间有少量纤细的弹性纤维分布。

4)外膜:较薄,可见许多较粗、色淡红的胶原纤维和深红色折光性强的弹性纤维,一般没有外弹性膜。

(2)小静脉

1)管壁内膜的层次不易分清,中膜薄,外膜明显。

2)内膜:薄,仅见一层内皮,内皮下层分不清。

3)中膜:由 2～3 层排列较疏松的环行平滑肌构成。

4)外膜:为结缔组织。

(3)毛细血管

1)毛细血管横切面呈指环状,由 2～3 个内皮细胞围成,小的只有一个内皮细胞,内皮细胞核因细胞收缩突入管腔,有时腔内可见一个红细胞。

2)毛细血管的纵切面细长,内皮细胞核排列于腔面,腔内有时可见红细胞。

(二)中等动、静脉(medium-sized artery and vein)

片名:人的中等动、静脉切面,HE 染色。

要求:认识中等动、静脉的形态结构。

【肉眼观察】 标本上壁厚而圆的是中动脉,壁薄而形状不规则的是中静脉。

【低倍观察】

(1)中等动脉:管壁厚而圆,中膜比外膜厚,管腔面呈波纹状。

(2)中等静脉:管壁薄,外膜比中膜厚,管腔面平整。

(3)在中等动脉和静脉周围可见神经、疏松结缔组织、脂肪组织、小血管等。

【高倍观察】

(1)中等动脉

1)内膜:薄,内皮细胞衬于管腔内面,其核紫色,排列在腔面,细胞界线不清。内皮下可见内弹性膜,为一层波浪形发亮的粉红色带状结构,它是内膜和中膜的分界线。内弹性膜和内皮之间是内皮下层。

2)中膜:此层最厚,由20层左右的环行平滑肌组成,其间有少量弹性纤维和胶原纤维。

3)外膜:比中膜薄,胶原纤维排列较紧密,其间有折光性强的弹性纤维。外膜和中膜交界处有外弹性膜,多为纵行弹性纤维的横切面,大小不等的亮红色点状结构,有的为一层较明显的波浪状亮红色的带状结构。外膜和周围组织分界不明。

(2)中等静脉

1)内膜:薄而平整,仅见一层内皮,内皮下层和内弹性膜均不明显。

2)中膜:比外膜薄,有5~6层纵切或横切的平滑肌且排列疏松,弹性纤维细而少。

3)外膜:较厚,由结缔组织构成,可见平滑肌束的横切面,无外弹性膜。

(三)大动脉(large artery)

片名:人主动脉,HE染色。

要求:区别大动脉三层膜,特别是中膜,并与中动脉比较。

【低倍观察】

(1)区别大动脉内膜、中膜和外膜。

(2)内膜可见内皮,内弹性膜不易与中膜的弹性膜区别,内皮和内弹性膜之间的结缔组织是内皮下层。

(3)中膜很厚,可见40~60层弹性膜,弹性膜间为环行的平滑肌纤维和少量胶原纤维及弹性纤维。

(4)外膜由较薄结缔组织组成,并可见营养血管和小神经束。

【高倍观察】 大动脉中膜内可见大量红色折光性强的呈波浪形线条的弹性膜,其间有平滑肌纤维、弹性纤维和胶原纤维。

(四)心脏(heart)

片名:人心室壁切面,HE染色。

要求:认识心壁三层结构及心内膜和心外膜的特点。

【低倍观察】

(1)区别心内膜、心肌层和心外膜。

(2)心肌层最厚,心外膜次之,心内膜最薄。

【高倍观察】

(1)心内膜

1)内皮:薄而平整,为心脏腔表面的单层扁平上皮。

2)内皮下层:为一薄层较细密的结缔组织,染色较淡,胶原纤维和弹性纤维细而均匀,有时还可见散在的平滑肌纤维。

3)内膜下层:在内皮下层下方,由疏松结缔组织组成,内有毛细血管和束细胞(蒲肯野纤维)。束细胞比一般心肌纤维粗大,细胞中央有1～2个核,肌浆较多、染色较淡,肌丝较少,多分布于细胞的周边部。细胞连接处闰盘较发达(如制片时未切到蒲肯野纤维,则切片上看不见)。

(2)心肌层

此层最厚,要区别心肌的各种切面,在心肌纵切面上可见闰盘,心肌纤维之间有少量结缔组织和丰富的毛细血管,有些部位还有较多的脂肪细胞。

(3)心外膜

1)间皮:是位于最外表的一层扁平细胞。

2)间皮以内是结缔组织,内含较多脂肪细胞、小血管和神经束。

二、示 教

(一)大动脉(large artery)

片名:猫的大动脉横切面,Weigert 弹性纤维染色。

要求:认识大动脉弹性膜的结构特点。

【观察】 中膜内可见数十层呈紫蓝色结构的弹性膜,其他各层内的弹性纤维呈散在分布。

(二)大静脉(large vein)

片名:人的大静脉,HE 染色。

要求:认识大静脉的结构特点并与大动脉相比较。

【观察】 管壁内膜较薄,仅见内皮,中膜薄,只有几层排列疏松的环行平滑肌。外膜厚,胶原纤维间夹有大量纵行的平滑肌束的横切面。

(三)蒲肯野纤维(Purkinje fiber)

片名:人的心室壁切面,HE 染色。

要求:认识心内膜下层中蒲肯野纤维的特点。

【观察】 蒲肯野纤维较粗大,胞浆丰富,染色较淡,肌丝少,多分布于细胞周边部分,细胞可有1～2个核,细胞间闰盘较发达。

(四)心瓣膜(cardiac valve)

片名:人心瓣膜切面,HE 染色。

【观察】

(1)心瓣膜两面均有内皮、内皮下层,但心房面和心室面的内皮下层不尽相同。

(2)心房面较平整,内皮下层中胶原纤维细,弹性纤维多。心室面高低不平,内皮下层中胶原纤维多,弹性纤维少。

(3)心瓣膜中间为致密结缔组织,其中可见类似软骨基质的蓝色结构,瓣膜根部可见一些平滑肌束。

三、电镜图像

(一)连续毛细血管(continuous capillary)

要求:掌握连续毛细血管的超微结构特征。

【观察】　可见内皮细胞连续,细胞间有紧密连接,胞质内含吞饮小泡,基膜完整。

(二)有孔毛细血管(fenestrated capillary)

要求:掌握有孔毛细血管的超微结构特征。

【观察】　可见内皮细胞胞质薄,有许多小孔,孔上有隔膜,基膜完整。

(三)血窦(sinusoid)

要求:掌握血窦的超微结构特征。

【观察】　可见内皮细胞间间隙明显,内皮细胞有孔,胞质内含有吞饮小泡,基膜不完整。

四、思考题

1.大动脉和中动脉在 HE 染色切片中各有哪些结构特点?

2.如何在切片中区别动脉和静脉?

3.简述心脏的组织结构。

4.电镜下毛细血管有哪些类型?各有何结构特点?

实验七 免疫系统(IMMUNE SYSTEM)

免疫系统由淋巴器官和其他器官内的淋巴组织以及分布于全身的淋巴细胞和巨噬细胞组成。淋巴器官为实质性器官,外有被膜覆盖,实质由淋巴组织构成,淋巴组织一般有两种形式,即弥散淋巴组织和淋巴小结。本实验要求掌握几种主要淋巴器官的组织结构特征,并比较它们在结构上的异同。

一、观察切片

(一)胸腺(thymus)

片名:人胸腺切面,HE染色。

要求:认识胸腺的结构特点。

【肉眼观察】 标本表面有粉红色的被膜向胸腺实质伸入,将胸腺分成许多大小不等的紫蓝色小叶。

【低倍观察】

(1)表面有疏松结缔组织被膜,伸入实质为胸腺隔,它把实质分成许多分隔不全的小叶。

(2)小叶周边色深者为皮质,中央色浅者为髓质。相邻小叶髓质彼此相连,髓质中红色圆形小体为胸腺小体。

【高倍观察】

(1)皮质主要由胸腺上皮细胞、密集的淋巴细胞和巨噬细胞组成。淋巴细胞密集排列,而胸腺上皮细胞数量较少,仅可见较大而色浅的胞核,故皮质染色深。

(2)髓质内淋巴细胞较少,胸腺上皮细胞明显可见,细胞核较大,呈圆形或椭圆形,染色浅,胞体形态多样,胞质丰富呈浅红色。

(3)髓质内胸腺小体大小不一,呈椭圆形或不规则形,被染成粉红色,它由几层扁平形胸腺上皮细胞作同心圆环抱而成,外层细胞核呈半月形,胞质着色浅,小体中央的细胞常退化,结构不清,胞质染成深红色,并可见到崩解的胞核残体。

(4)实质内有丰富的毛细血管和微动、静脉。

(二)淋巴结(lymph node)

片名:猫淋巴结切面,HE染色。

要求:掌握淋巴结皮质和髓质的形态结构。

【肉眼观察】 切片呈圆形或椭圆形,一侧凹陷处为淋巴结门。最外面的粉红色结构为被膜,被膜下周围色深的是皮质,中央色浅的是髓质。

【低倍观察】

(1)外表是结缔组织被膜,并伸入实质形成小梁。

(2)皮质周围的深紫色圆形结构是淋巴小结,其中央染色浅区为生发中心,小结间的少量弥散淋巴组织为结间区,淋巴小结深面的弥散淋巴组织为副皮质区。

(3)在副皮质区内可见由单层立方上皮围成的血管,这是毛细血管后微静脉。被膜与淋巴小结之间和小梁周围为皮窦。

(4)髓质:由深紫色条索状的髓索和其周围的髓窦构成,髓索和皮质相连。

(5)淋巴结门部有血管、输出淋巴管和脂肪组织。

【高倍观察】

(1)被膜和小梁由致密结缔组织构成,被膜上有输入淋巴管,有时可切到瓣膜。

(2)皮质

1)淋巴小结:在网状组织基础上,大量淋巴细胞密集成圆球形。其中网状细胞的核较大,呈椭圆形,色浅。淋巴小结中央着色浅的部分是生发中心,其中的淋巴细胞较大。生发中心的深部着色深的为暗区,其上方着色较浅的为明区,由密集的小淋巴细胞形成的帽区呈新月形覆盖于生发中心上方。

2)皮窦:为皮质的淋巴窦,窦壁由扁平的内皮细胞衬里,窦腔中可见星形的网状细胞突起相连成网,网孔中有巨噬细胞和淋巴细胞。皮窦根据所处的位置不同可分为被膜下窦和小梁周窦。

(3)髓质

1)髓索:淋巴细胞和网状细胞密集成条索状结构,并相互交织成网。

2)髓窦:位于髓索之间,结构和皮窦相同,但窦腔较大而不规则,窦壁内皮紧贴于髓索边缘,窦腔中可见星形内皮以突起相连成网,窦内巨噬细胞和网状细胞较多。

(三)脾脏(spleen)

片名:人的脾脏切面,HE 染色。

要求:掌握脾脏的形态结构。

【肉眼观察】 标本边缘粉红色部分为被膜,内部为脾实质。在实质中可见散在的深蓝色圆形或椭圆形结构为白髓部分,其余部分主要为红髓。

【低倍观察】

(1)被膜表面覆盖一层间皮,被膜和小梁均由致密结缔组织组成,其中含有较多的弹性纤维和散在的平滑肌,从被膜伸入脾实质的小梁被切成大小不等的切面,从门部伸入的小梁内可见小梁动脉和小梁静脉,这是脾脏的特点之一。

(2)实质内以淋巴细胞为主,密集成大小不等蓝色圆形或不规则形的团块即白髓,其中围绕在中央动脉周围的弥散淋巴组织为动脉周围淋巴鞘,位于动脉周围淋巴鞘一侧的淋巴组织即为淋巴小结。

(3)除小梁和白髓外,其余均为红髓,由脾索和脾血窦组成。

(4)白髓与红髓交界处为边缘区,该区淋巴细胞较白髓稀疏,但较红髓密集。此区的脾血窦称为边缘窦。

【高倍观察】

(1)小梁静脉管壁只见一层内皮,管壁其余层次与小梁难以区分。小梁动脉则可见到内皮、内弹性膜和平滑肌。

(2)白髓由密集的淋巴细胞组成,中央动脉可偏于脾小结一侧或位于动脉周围淋巴鞘的中央,有时可见 2～3 个中央动脉的切面。

(3)红髓内脾索由富含血液的索状淋巴组织构成,并相互连接成网,除含有淋巴细胞、浆细胞外,还有许多血细胞和巨噬细胞。

(4)脾血窦:为脾索之间不规则的腔隙,窦壁可见杆状的内皮及圆形或椭圆形内皮细胞核,窦腔内有各种血细胞。

(四)腭扁桃体(tonsil)

片名:人腭扁桃体切面,HE 染色。

要求:认识腭扁桃体的隐窝及其上皮和淋巴小结的排列方式。

【肉眼观察】 红色一边是被膜,并伸出小梁;紫色一边是咽黏膜,黏膜向深部凹陷处及中部的裂缝为隐窝;紫色团块状的结构均是淋巴组织。

【低倍观察】

(1)咽黏膜上皮是复层扁平上皮。

(2)在隐窝深部的复层扁平上皮内常见有大量的淋巴细胞浸润。因此,隐窝从凹陷处到深部复层上皮结构逐渐模糊不清。

(3)固有层内的淋巴小结沿黏膜及隐窝分布,其间还有弥散淋巴组织,淋巴小结常见生发中心,其帽朝向上皮。

(4)弥散淋巴组织中常可见到高内皮的毛细血管后微静脉,此外在被膜的深面常可见到骨骼肌,扁桃体周围黏膜中还可见到黏液性的小唾液腺。

二、示 教

(一)脾血窦(splenic sinusoid)

片名:人脾脏切面,HE 染色。

要求:了解脾血窦的组织特点。

【观察】 脾血窦横切面内皮细胞呈小点状围绕一圈,细胞间隙大,有胞核部位细胞切面较大,并突向腔内。窦腔内充满各种血细胞。

(二)毛细血管后微静脉(postcapillary venule)

片名:淋巴结切面,HE 染色。

要求:了解淋巴结内毛细血管后微静脉的组织结构特点。

【观察】 淋巴结的副皮质区内可见内皮细胞呈立方形的毛细血管后微静脉,着色较浅,腔内含血细胞。

三、录　像

免疫系统。

四、思考题

1.在光镜下怎么区别胸腺、淋巴结和脾脏?
2.淋巴窦与脾血窦、髓索和脾索在结构和功能上有何异同?
3.淋巴小结的数量和形态改变意味着什么?
4.T、B淋巴细胞在淋巴结和脾中是如何分布的?
5.毛细血管后微静脉的分布、结构特点及作用如何?

实验八 皮肤(SKIN)

皮肤由表皮和真皮构成,借皮下组织与深部组织相连。表皮为角化的复层扁平上皮,真皮为致密结缔组织。皮肤的附属器包括由表皮衍生而来的毛发、指甲、皮脂腺和汗腺。不同部位的皮肤其结构稍有差异。本实验除掌握皮肤的组织结构特征外,还应熟悉各种附属器的形态结构。

一、观察切片

（一）手指皮(skin of finger)

片名:人手指皮,HE 染色。

要求:辨认皮肤表皮和真皮的结构。

【肉眼观察】 染色深的一边是表皮,色浅的一边是真皮和皮下组织。

【低倍观察】

(1)表皮:表皮为角化的复层扁平上皮,真皮为致密结缔组织。表皮和真皮交界处高低不平。表皮红紫色的为基底层和棘层,较厚,深紫色一层为颗粒层,最外淡红色的为角质层,透明层不清楚。

(2)真皮:真皮厚,与表皮交界处红色突起为真皮乳头,即乳头层。此层结缔组织疏松,纤维较细,色浅,含有较丰富的血管,还可见小椭圆形的触觉小体。乳头层深部纤维粗而密的为网状层,较厚,其内含有较多的血管、淋巴管和大小不等的神经纤维和汗腺。

(3)皮下组织:网状层深部有较多脂肪细胞,还可见环层小体。

【高倍观察】

(1)表皮

1)基底层:位于基膜上,由一层矮柱状或立方形的基底细胞构成。胞质嗜碱性较强,染成红紫色,胞核呈椭圆形或圆形。

2)棘层:在基底层上方,由数层胞体较大而呈多边形的细胞构成,胞质着色较浅。

3)颗粒层:位于棘层上方,由3～5层扁平的梭形细胞组成,胞质内含有很多深蓝紫色的透明角质颗粒,胞核趋向退化,着色浅。

4)透明层:位于颗粒层上方,无胞核,细胞间界限不清,呈红色均质带状结构。

5)角质层:较厚,细胞界线不连接,无胞核,染成红色。此层中可见成串的腔隙,均为螺旋状行走的汗腺导管切面。

(2)真皮:由致密结缔组织构成,可分为乳头层和网状层,两层界限不明显。

1)乳头层:为凸向表皮的底部的结缔组织,呈乳头状,乳头内富有毛细血管,并可见椭圆形的触觉小体,其中的触觉细胞呈扁平型,横向排列。

2)网状层:在乳头层下方,较厚,由致密结缔组织构成,其内含有许多小血管、淋巴管和大小不等的神经纤维束,深层可见环层小体和汗腺。

(二)头皮(skin of head)

片名:人头皮切面,HE 染色。

要求:辨认皮肤及附属器的形态结构。

【肉眼观察】 表皮较薄,染色较深紫,可见毛干伸出;真皮染色较浅红,可见管状的毛囊。

【低倍观察】

(1)表皮为角化的复层扁平上皮,角质较薄,呈红色细丝状。

(2)真皮厚,为致密结缔组织,可分乳头层和网状层。

(3)真皮内可见皮脂腺和汗腺,以及毛根和毛囊,后者贯穿真皮并伸入皮下组织(注意它们的位置关系)。

(4)真皮下方是皮下组织,主要由疏松结缔组织和脂肪组织构成。

【高倍观察】

(1)表皮的基底层、棘层和角质层明显,颗粒层较薄,无透明层。

(2)毛囊:可见许多纵、斜、横切的毛囊断面。

1)上皮根鞘:毛囊内层,由复层扁平上皮构成,并与表皮相连。

2)结缔组织鞘:在上皮根鞘外方,由薄层结缔组织构成,着色较红。

(3)毛根:毛囊内棕黑色结构,毛根和毛囊末端一起膨大为毛球,毛球末端内有结缔组织伸入,为毛乳头。围绕毛乳头的上皮细胞为毛母质细胞,内有黑素细胞。

(4)皮脂腺:是实心腺体,周围细胞小,核圆,越向中心部细胞越大,呈多边形,胞质内脂滴渐多,胞质染色越浅,呈泡沫状,核固缩。皮脂腺开口于毛囊,在毛囊与表皮相交的钝角侧的皮脂腺下方,有一束斜形的平滑肌连接于毛囊与真皮乳头层,是立毛肌。

(5)汗腺:多位于真皮深处或皮下组织,是成团小管切面,由单层柱状上皮组成的为分泌部,腺上皮的基部可见红色牙边状的肌上皮细胞,导管部较细,由两层立方上皮围成,位于浅表或分泌部附近。

二、思考题

1.光镜下手指皮与头皮的组织结构有何异同点?

2.光镜下如何区别汗腺和皮脂腺?

实验九 消化管(DIGESTIVE TRACT)

消化管包括口腔、咽、食管、胃、小肠、大肠、阑尾和肛门,是一条连续性的管道,管壁均由黏膜、黏膜下层、肌层和外膜四层结构组成。其中变化最大、最能体现各段结构特征的是黏膜层。观察时需特别注意。

一、观察切片

（一）牙(tooth)

片名:人牙磨片,AgNO₃ 染色。

要求:了解牙的一般结构。

【肉眼观察】 辨认牙冠、牙颈、牙根和牙髓腔。牙冠是较粗的一端,其外围有一层乳白色的釉质,牙根是较细的一端,其外周有一薄层淡棕色的牙骨质。牙冠与牙根之间为牙颈,牙中间的腔是牙髓腔。牙本质位于釉质和牙骨质的深面。

【低倍观察】

(1)釉质:呈浅棕色,在牙冠顶部较厚,愈接近牙颈愈薄,釉柱很细,自釉质与牙本质交界处呈放射状向外伸展,与牙表面垂直,芮氏线为粗褐色的条纹,自釉质与牙本质交界处斜向外方伸出,施氏线是与牙表面垂直的一些明暗相间的粗纹。

(2)牙本质:色淡,有许多小管自牙髓腔面呈放射状向外周伸展。

(3)牙骨质:在牙根部较厚,可见骨陷窝和骨小管,牙颈部较薄,无骨陷窝和骨小管。

（二）食管(esophagus)

片名:人食管横切,HE 染色。

要求:了解消化管壁的四层结构和掌握食管结构的特点。

【肉眼观察】 腔面上有多个皱襞,使管腔呈不规则的裂隙状,靠腔面一层紫色的是上皮,其下方淡红色的是黏膜下层,再向外是红色的肌层,外膜不易看清。

【低倍观察】 从管腔面依次向外观察:

(1)黏膜

1)上皮:为复层扁平上皮。

2)固有层:由细密的结缔组织构成,可见淋巴组织、小血管及食管腺导管。

3)黏膜肌层:为纵行的平滑肌束横切面,这是食管结构的特征之一。

(2)黏膜下层:由疏松结缔组织构成,可见有较大的血管和神经,可以观察到灰蓝色团块样的黏液性食管腺的腺泡和导管,导管上皮为单层立方,渐次为复层立方,最后变为开口处的复层扁平。

(3)肌层:分内环、外纵两层。注意骨骼肌与平滑肌的区别,以确定本片中的食管属于哪一段。肌层之间有肌间神经丛。

(4)外膜:为疏松结缔组织构成的纤维膜。

【高倍观察】 注意观察食管腺的黏液性腺泡及其导管和肌间神经丛,后者包括核大而圆、染色浅、核仁明显、胞质嗜碱性的神经元和无髓神经纤维。

(三)胃(stomach)

片名:人胃底切面,HE 染色。

要求:掌握胃壁的一般结构及胃黏膜的详细结构。

【肉眼观察】 紫蓝色有高低不平皱襞的为黏膜,其深部红色的为黏膜下层、肌层和外膜。

【低倍观察】 先全面观察切片,分清管壁四层结构,然后选择一胃底腺呈纵切的部位自内向外逐层观察。

(1)黏膜层:表面不平整,与黏膜下层共同形成皱襞,向腔内突起。黏膜表面下陷,形成胃小凹。

1)上皮:单层柱状上皮,胞质内有较多黏原颗粒,将细胞核挤向基底部。

2)固有层:结缔组织中分布着大量的胃底腺,它们均开口于胃小凹底部。由于切面关系,胃底腺和胃小凹多不连续而被切成不同的断面。胃底腺中,大致可区分出红色的壁细胞和紫蓝色的主细胞。注意它们在胃底腺中的分布规律。

3)黏膜肌层:为疏松结缔组织,内含血管、淋巴管和神经等。

(2)肌层:较厚,分内斜、中环、外纵三层平滑肌,内斜和中环的两层之间界线不甚分明,肌层间有肌间神经丛。

(3)外膜:为浆膜,由薄层疏松结缔组织和其表面的间皮组成。

【高倍观察】 着重观察下列结构:

(1)上皮:较高的单层柱状上皮,细胞核圆,近基部柱状细胞顶部的胞质内充满黏原颗粒,HE 染色不易着色,因此呈现透亮区。

(2)胃底腺:由主细胞、壁细胞和颈黏液细胞等组成。主要辨认主细胞和壁细胞。

1)主细胞:体积较小,呈柱状,胞质着紫蓝色,胞核圆形,位于细胞基部。主细胞多分布于胃底腺的体部和底部。

2)壁细胞:体积较大,呈圆形或不规则圆形,胞质着红色,核圆居中。少数壁细胞有两个核,多分布在胃底腺的颈部和体部。

3)颈黏液细胞:体积小,呈低柱状或烧瓶状,胞质透亮,核扁,紧贴基部。颈黏液细胞数量少,分布在胃底腺颈部。

(3)固有层:结缔组织中除了大量的胃底腺外,还有散在的平滑肌、淋巴组织、浆细胞、肥大细胞和嗜酸性粒细胞。

(4)肌间神经丛:包括神经元和无髓神经纤维。

(四)小肠(small intestine)

片名:人空肠纵切面,HE 染色。

要求:掌握小肠壁的结构特点及小肠绒毛和小肠腺的结构。

【肉眼观察】　　纵切面可见数个较高的隆起,是小肠的环行皱襞,在皱襞表面可见有许多细小的突起,即绒毛。深面红色的为黏膜下层、肌层和外膜。

【低倍观察】

(1)黏膜:小肠黏膜表面有许多指状突起的绒毛。有些绒毛被横切或斜切成圆形或椭圆形的断面,游离于肠腔内。绒毛基部的上皮向固有层内下陷,形成管状的小肠腺,故小肠腺开口于相邻绒毛的基部。部分肠腺可被横切或斜切成圆形或椭圆形的断面。在固有层的结缔组织中还可见孤立淋巴小结和弥散淋巴组织,注意与小肠腺的边切区别。黏膜肌层为一薄层内环、外纵的平滑肌。

(2)黏膜下层:为疏松结缔组织,内有丰富的小动、静脉和小淋巴管等。

(3)肌层:为内环、外纵的两层平滑肌。

(4)外膜:为浆膜,由薄层结缔组织和覆盖在外表面的单层扁平上皮组成。

【高倍观察】　　着重观察下列结构:

(1)肠上皮:为单层柱状上皮,其胞核的形态、位置与胞质的着色均与胃上皮不同。上皮的游离面可见着色红亮呈茸状的纹状缘。若将光线调暗些,则更清楚。柱状细胞之间散布着少量的杯状细胞,其胞质透亮呈水滴样。核位于较细的基部,呈三角形。

(2)绒毛的轴心:为固有层,疏松结缔组织中的细胞较多且含有丰富的毛细血管和毛细淋巴管,此外尚有少量散在的纵行平滑肌纤维。

(3)小肠腺:除了柱状细胞和杯状细胞外,在小肠腺的底部有三五成群的潘氏细胞,其胞体呈锥体形,核圆形近基部,核上方有粗大的嗜酸性颗粒。本切片在制作过程中,颗粒大多溶解,仅见颗粒的轮廓,故胞质着色浅。

(4)肌间神经丛:由神经元和无髓神经纤维组成。神经元大小不一,胞质淡紫色,核大,染色浅,核仁清楚。单层扁平的囊细胞(卫星细胞)围绕在神经细胞周围,其胞核染色深呈圆形。

(5)黏膜下神经丛:结构同肌间神经丛。

(五)大肠(large intestine)

片名:人结肠纵切面,HE染色。

要求:掌握大肠的结构特点,并与小肠的结构对比。

【肉眼观察】　　小肠黏膜面可见较低而宽的皱襞。

【低倍观察】　　基本结构与小肠相同,也可分四层,但有下列不同:

(1)黏膜只有皱襞,无绒毛,表面较平整,上皮中杯状细胞较多。

(2)大肠腺:较小肠腺粗、长、直,整齐地排列在固有层中,其中有大量杯状细胞。

(3)固有层中的孤立淋巴小结常可伸达黏膜下层,黏膜下层中常有脂肪细胞存在,内有较大的血管和淋巴管。

(4)肌层:亦为内环、外纵两层平滑肌,局部外纵肌增厚成结肠带。

(5)外膜:在有腹膜覆盖的部分为浆膜,其余部分为纤维膜,常含较多的脂肪细胞。

【高倍观察】　　着重观察下列结构:

(1)上皮:注意柱状细胞游离面的纹状缘较薄,杯状细胞较多。

(2)大肠腺的形态和细胞构成。

（3）黏膜下神经丛和肌间神经丛。

六、阑尾（appendix）

片名：人阑尾横切，HE 染色。

要求：比较阑尾与大肠结构上的异同，了解阑尾中特别丰富的淋巴组织在免疫功能中的意义。

【肉眼观察】 阑尾管腔小而不规则，腔内常有食物残渣存在，黏膜中连成环状的紫蓝色团块，就是淋巴组织。周围色浅处为黏膜下层，最外面粉红色的结构为肌层。

【低倍观察】 基本结构与大肠同，但肠腺不发达。固有层内淋巴组织特别丰富，淋巴小结和弥散淋巴组织连成一环，并伸入黏膜下层，黏膜肌层被冲散，使固有层与黏膜下层界线不清，肌层较薄，外膜为浆膜。阑尾腔内常有肠内容物和脱落的上皮细胞，呈紫红色。

【高倍观察】 观察上皮和肠腺，并与大肠比较。

二、示 教

（一）丝状乳头（filiform papillae）

片名：人舌丝状乳头，HE 染色。
要求：了解丝状乳头的形态和结构。

【观察】 丝状乳头为舌背部黏膜表面的锥形突起，形同烛焰。其表面为复层扁平上皮，上皮表层细胞染成红色，胞核固缩或呈薄层无核的角化层，并与深层细胞有分离现象。固有层的结缔组织高低不一地从乳头基部突向上皮，形成乳头的轴心。

（二）菌状乳头（fungiform papillae）

片名：人舌菌状乳头，HE 染色。
要求：了解菌状乳头的形态和结构。

【观察】 乳头基部细而窄，顶部较大，呈略扁的半圆形，形似蘑菇。其结构与丝状乳头相同，但其轴心的结缔组织富含血管，且发出较多分支，即次级乳头，突向上皮。

（三）轮廓乳头（circumvallate papillae）

片名：人舌轮廓乳头，HE 染色。
要求：了解轮廓乳头的形态和结构。

【观察】 轮廓乳头大，顶部平，不突出舌面。在切面上，其两侧以深陷的轮廓与周围组织分界，乳头侧面的复层扁平上皮中成单行排列着椭圆形浅染的味蕾，沟底附近的黏膜中有浆液性的味腺。

（四）味蕾（taste bud）

片名：兔的叶状乳头，HE 染色。
要求：了解味蕾的结构。

【观察】 叶状乳头在切面上由脊和沟交替排列成整齐的一行。每个叶状乳头侧面的复层扁平上皮中,浅色的椭圆形小体就是味蕾,其中胞体较大、着色浅的梭形细胞就是味细胞,其顶部有味毛伸入味孔;胞体纤细、着色较深的梭形细胞就是支持细胞;位于味蕾基部的锥体形细胞是基底细胞。味蕾顶端与表面相通连的小凹即味孔。

(五)中央乳糜管(central lacteal)

片名:猪的十二指肠绒毛,HE 染色。

要求:熟悉中央乳糜管的位置和结构。

【观察】 中央乳糜管位于绒毛中轴,由一层内皮围成,腔内有许多红色的乳糜颗粒,其周围分布有毛细血管和散在的纵行平滑肌纤维。

(六)小肠腺中的内分泌细胞(endocrine cell)

片名:人小肠横切,$AgNO_3$ 染色。

要求:了解内分泌细胞在小肠腺中的分布及其嗜银性。

【观察】 内分泌细胞散布在小肠腺上皮细胞之间,胞质中有大量深褐色的嗜银颗粒,胞核往往被其掩盖而不易看清。

(七)十二指肠腺(duodenal gland)

片名:人十二指肠纵切,HE 染色。

要求:了解十二指肠腺的分布与结构。

【观察】 十二指肠黏膜下层内,分布着大量黏液性腺泡即为十二指肠腺。

三、电镜图像

(一)主细胞(chief cell)

要求:掌握主细胞的超微结构。

【观察】 在细胞游离面可见微绒毛,核下区胞质内有丰富的粗面内质网,核上区可见高尔基复合体等。顶部胞质中充满粗大的酶原颗粒。

(二)壁细胞(parietal cell)

要求:掌握壁细胞的超微结构。

【观察】 可见细胞内分泌小管中发达的微绒毛、微管泡系、丰富的线粒体,并可见高尔基复合体及粗面内质网等超微结构。

(三)小肠黏膜吸收细胞(absorptive cell of small intestine)

要求:熟悉肠吸收细胞的超微结构特征。

【观察】 可见游离面密集的微绒毛和胞质内的线粒体、滑面内质网、高尔基复合体等超微结构。

四、思考题

1. 切片上如何鉴别小肠和大肠？
2. 结合光镜观察，分别阐述胃底腺中主细胞和壁细胞的分布特点、结构和功能。

实验十　消化腺(DIGESTIVE GLAND)

消化腺可分大、小两种类型,小消化腺如食管腺、胃腺、肠腺等;大消化腺如大唾液腺、胰腺和肝脏,属于实质性器官,均由腺组织和结缔组织构成。本实验着重观察大消化腺在 HE 染色标本中的组织结构特征。

一、观察切片

(一)颌下腺(submandibular)

片名:人颌下腺切面,HE 染色。

要求:掌握颌下腺的结构特征,辨认腺泡和导管,区分两种腺细胞和三种腺泡。

【低倍观察】 从外周向中央观察:

(1)被膜:为疏松结缔组织。该片仅为颌下腺的一部分,故被膜不全。被膜伸入实质,将腺泡隔成许多小叶。小叶间的结缔组织中有较大的小叶间导管和丰富的血管。

(2)腺泡:小叶内有大量腺泡,其中大多数是染成红紫色的浆液性腺泡,此外尚有少量紫蓝色或透亮的黏液性腺泡和混合性腺泡。腺泡之间还有散在的脂肪细胞和小叶内导管,其中最醒目的是分泌管。

【高倍观察】 着重观察下列结构:

(1)浆液性腺泡:由浆液性腺细胞组成。细胞呈锥体形,核圆近基部,核上区着红紫色,有许多红色的酶原颗粒,核下区深紫色。有的细胞染色浅,应与黏液性腺泡区分。

(2)黏液性腺泡:由黏液性腺细胞组成。细胞呈锥体形或低柱形,核扁,紧贴基部,核上区着灰蓝色,或因制片过程中黏原颗粒溶解而透亮。

(3)混合性腺泡:由浆液性和黏液性两种腺细胞组成。浆液性腺细胞常三五成群,形成半月形贴于黏液性腺泡的一侧,称浆半月。

(4)小叶内的导管包括:①闰管:由单层扁平或低立方上皮组成的小管,着色较浅。②分泌管:管腔较大,由单层柱状上皮组成,上皮细胞的核靠近游离面,胞质着色最红。③小叶内导管:上皮着较浅的红色,导管外有少量结缔组织。

(5)小叶间导管:由单层高柱状上皮或假复层柱状上皮组成,导管周围有较多的结缔组织。

(二)胰腺(pancreas)

片名:人胰腺切面,HE 染色。

要求:掌握胰腺的结构特点,区分腺泡、导管和胰岛。

【低倍观察】 从边缘向中间观察:

（1）被膜：为疏松结缔组织，并伸入实质，将其分隔成大小不一的小叶，小叶间可见由单层柱状上皮组成的小叶间导管。

（2）腺泡与胰岛：小叶内大部分为红紫色的腺泡；散布在腺泡之间，大小不一，着色浅的细胞团块即为胰岛。

【高倍观察】 着重观察下列结构：

（1）腺泡：为浆液性腺泡。细胞呈锥体形，核圆近基部，核上区有许多红色的酶原颗粒，核下区嗜碱性。腺腔中可见数量不等的椭圆形胞核，细胞较小，其胞质透亮，即为泡心细胞。

（2）闰管：由单层扁平或低立方上皮组成，管腔小，因其上皮细胞的胞质着色浅，因而在纵切面上常仅见到两列扁圆形的胞核。

（3）小叶内导管：由单层立方上皮组成，管径小，周围有少量结缔组织。

（4）小叶间导管：由单层柱状上皮组成，周围结缔组织较多。

（5）胰岛：由大小不一、着色浅的细胞集结成索、网、团状，细胞界限不清，在 HE 染色的切片中不能区分甲、乙、丁三种细胞。胰岛内有丰富的毛细血管。

（三）肝脏(liver)

片名：人肝脏切面，HE 染色。

要求：掌握肝小叶和门管区的形态结构，联系两者的关系，理解肝小叶中血液循环和胆汁排出的途径。

【低倍观察】 自边缘向中央观察：

（1）被膜：为致密结缔组织，其表面有间皮覆盖。

（2）门管区：为实质部分的岛状的结缔组织，其中有小叶间动、静脉和小叶间胆管。

（3）肝小叶：是由门管区分隔成的多边形结构。相邻肝小叶之间界线不清，小叶中央为中央静脉，肝细胞索与索间的肝血窦均以此为中心，呈放射状排列。

（4）小叶下静脉：为单独存在于肝小叶之间的较大的小静脉。

【高倍观察】 着重观察以下结构：

（1）门管区的三种管道

1）小叶间静脉：管壁薄，管腔最大而不规则。

2）小叶间动脉：管壁较厚，管壁主要由数层平滑肌构成，管腔最小。

3）小叶间胆管：由单层立方或单层柱状上皮组成，胞质着色较浅，界线不清，核呈串珠状排列，排列整齐。

（2）肝小叶

1）中央静脉：壁薄而不完整，与肝血窦相通连。

2）肝细胞索：由多边形的肝细胞单行排列而成。肝细胞核圆，位于细胞中央，部分肝细胞为大核或双核。细胞质染成红色。

3）肝血窦：为肝细胞索之间的缝隙，与中央静脉相通连。窦壁由扁平的内皮细胞组成。在窦腔内有体积较大、不规则星形、核圆形或椭圆形的枯氏星形细胞，其胞质染成粉红色。胞体常位于血窦腔内，以伪足附于内皮细胞表面或之间。

二、示　教

（一）腮腺（parotid gland）

片名：人腮腺切面，HE 染色。
要求：认识腮腺的结构特点。
【观察】　基本结构同颌下腺，但腮腺仅由浆液性腺泡组成。

（二）舌下腺（sublingual gland）

片名：人舌下腺切面，HE 染色。
要求：认识舌下腺的结构特点。
【观察】　基本结构同颌下腺，但以黏液性和混合性腺泡为主，没有闰管。

（三）胰岛 A、B 细胞（A cells、B cells of pancreas）

片名：豚鼠胰岛，三色染色法。
要求：了解胰岛中 A、B 两种细胞。
【观察】　胰岛中 A 细胞数量较少，胞体较大，着色鲜红，多分布在胰岛的边缘部分；B 细胞较小，数量最多，着色暗红；D 细胞为蓝色，数量很少，不易见到。胰岛四周为外分泌部的腺泡，其中深红色的颗粒为酶原颗粒。

（四）肝糖原（hepatic glycogen）

片名：小白鼠肝，PAS 染色。
要求：了解糖原在肝细胞中的分布。
【观察】　糖原在肝细胞质中呈红紫色颗粒状。

（五）胆小管（bile canaliculi）

片名：人肝脏切面，AgNO₃ 染色。
要求：了解胆小管的位置和形态。
【观察】　切片中，肝细胞索呈浅棕色。在肝细胞索内，肝细胞之间的黑褐色小管即胆小管，它们互连成网状。

三、思考题

1.切片中如何区分颌下腺和胰腺？
2.光镜下如何区分浆液性腺泡、黏液性腺泡和混合性腺泡？
3.肝脏切片中，在门管区中如何区别小叶间静脉、小叶间动脉和小叶间胆管？

实验十一　呼吸系统(RESPIRATORY SYSTEM)

呼吸系统由鼻、咽、喉、气管、支气管和肺等器官组成。从鼻腔到肺内的肺泡是一系列连续而反复分支的管道系统。鼻腔到肺内的终末细支气管因无气体交换功能称为导气部,各段管壁的组织结构一般可分为三层:黏膜、黏膜下层和外膜。但在不同部位其管壁结构又有与其功能相适应的结构变化。呼吸部是指从肺内呼吸性细支气管至肺泡,因其管道有肺泡的开口,能行使气体交换的功能而得名。本实验着重观察支气管树各段管壁的组织结构和肺泡的光镜结构,掌握气管和肺的组织结构。

一、观察切片

（一）气管(trachea)

片名:人气管横切,HE 染色。

要求:掌握气管的组织结构。

【肉眼观察】　在横切面上,管壁中间一条紫蓝色的结构,为"C"字形的软骨环。此部分管壁称为软骨部,无软骨部分称为膜壁部。

【低倍观察】　自腔面向外观察,区分出三层结构。

(1)黏膜层:包括上皮和薄层的固有层。

(2)黏膜下层:疏松结缔组织中充满了腺泡,与固有层无明显界限。

(3)外膜:包括透明软骨环和其周围的结缔组织。软骨环可因切面偏斜而使上、下两个软骨环的部分软骨呈不连续的片状在一个切面上出现。膜壁部的黏膜多皱褶,黏膜下层腺体丰富,外膜与黏膜下层中有较大的呈条索状的纵行和环行平滑肌的切面,黏膜下层和外膜界限不清。

【高倍观察】

(1)上皮:假复层纤毛柱状上皮。注意观察厚而明显的基膜(淡红、均质、折光性较强)。

(2)固有层:细密的疏松结缔组织中有许多纵向排列的弹性纤维,被横切成红色较明亮的点状,此外尚有淋巴组织、小血管、腺导管,导管的上皮为单层立方或单层柱状,近开口处与假复层纤毛柱状上皮相延续。

(3)黏膜下层:含较多的混合性腺,注意区分三种不同的腺泡。

(4)外膜:复习透明软骨的结构特点。

（二）肺(lung)

片名:猫肺切面,HE 染色。

要求:掌握肺内导气部和呼吸部各段的结构特点,找出各级支气管结构的变化规律。掌握肺内各级血管的分布,理解其血液循环特点及其与功能的联系。

【肉眼观察】 结构疏松,呈大小不一的网眼状。

【低倍观察】 肺表面覆有脏层胸膜,间皮下有一条红色均质的弹性纤维层。移动切片,见许多蜂窝状的薄壁囊泡,为肺泡,并见许多管径大小不一、管壁结构不尽相同的各级支气管及一些血管。在低倍镜下区分各类支气管,注意各级支气管与血管断面的区别,并结合高倍镜观察,找出上皮、腺体、软骨和平滑肌的变化规律。

(1)导气部

1)肺内小支气管:管径较大,管壁较厚,仍可分为黏膜、黏膜下层和外膜三层,黏膜有许多皱褶。上皮为假复层纤毛柱状上皮,有杯状细胞。黏膜下层中亦有混合性腺体,在黏膜深面有不连续的环行平滑肌,外膜中有大小不一的软骨片。

2)细支气管:管径较小,管壁较薄,且分层不明显,上皮为假复层纤毛柱状上皮或单层纤毛柱状上皮。杯状细胞很少或消失。黏膜下层的腺体和外膜的软骨片更少或消失。黏膜深层的平滑肌呈完整的环状。

3)终末细支气管:无软骨片,无腺体,上皮为单层纤毛柱状上皮,平滑肌形成完整的环形层。

(2)呼吸部

1)呼吸性细支气管:管壁薄且因有肺泡或肺泡管的开口而不完整。上皮为单层柱状或单层立方上皮。其外方为薄层的平滑肌和弹性纤维。

2)肺泡管:管壁更不完整,仅由两列不连续的结节状膨大组成,结节间均为肺泡和肺泡囊的开口。上皮为单层立方上皮,其外方有薄层弹性纤维,并有少量平滑肌。

3)肺泡囊和肺泡:为大小不一的薄壁囊泡,肺泡囊是几个肺泡共同开口的地方。

4)肺动、静脉:与小支气管伴行的小动脉即为肺动脉。肺静脉单独存在于肺泡之间。

【高倍观察】 重点观察以下结构:

(1)肺泡与肺泡囊:肺泡为大小不甚一致的多边形囊泡,常呈梅花形排列。

(2)肺泡隔:相邻肺泡之间的薄层组织称为肺泡隔,由少量结缔组织组成,内含丰富的毛细血管网及弹性纤维,肺泡上皮在光镜下不易分辨。

(3)支气管动、静脉:位于支气管外膜中,管径小,与肺动、静脉相比大小悬殊。

(4)尘细胞:位于各级支气管壁和肺泡隔上,亦可位于肺泡与细支气管上皮的表面,呈棕褐色小点或集结成团。在高倍镜下选择吞噬灰尘少的细胞观察,可以看到不规则的细胞和圆形的胞核,胞浆内有棕褐色的吞噬颗粒(尘粒)。

二、示　教

(一)肺泡毛细血管(alveolar capillaries)

片名:人肺,墨汁血管灌注片。

制法:向肺动脉注射墨汁后将肺烘干再制成厚片。

要求:了解肺泡壁上丰富的毛细血管立体图像。

【低倍观察】 镜下见大小不一的肺泡布满黑色的毛细血管。

（二）气管基膜（basement membrane of trachea）

片名：人气管横切，HE 染色。

要求：了解气管基膜的组织结构。

【低倍观察】 上皮下有厚而明显的基膜，呈淡红、均质、折光较强的细带状。

三、电镜图像

尘细胞（dust cell）

要求：了解尘细胞的微细结构。

【观察】 不规则、有胞突的细胞体内可见溶酶体和吞噬体等超微结构。

四、思考题

1. 在光镜下如何区分气管、肺内小支气管、细支气管和终末细支气管？
2. 气体从鼻腔吸入后需经过哪些管道和结构才能进入血液？

实验十二 泌尿系统（URINARY SYSTEM）

泌尿系统包括肾脏、输尿管、膀胱及尿道。肾脏形成尿液，参与调节水电解质平衡，并能分泌一些生物活性物质。膀胱可储存尿液，输尿管、尿道是排尿管道。

要求：掌握肾的组织结构，了解膀胱、输尿管的组织结构。

一、观察切片

（一）肾脏（kidney）

片名：人肾脏切面，HE 染色。

要求：掌握肾脏的组织结构，特别是肾单位、集合小管及球旁复合体各部分的位置、组成及光镜结构特征。认识肾脏内各级血管，理解其血液循环特点及其与功能的关系。

【肉眼观察】 肾表层深红色部分是肾皮质，深部浅红色部分为肾髓质。

【低倍观察】 从表面向深部逐步观察。

（1）被膜：为包在肾表面的致密结缔组织薄膜。

（2）皮质：包括皮质迷路与髓放线。

1）皮质迷路：由肾小体与许多弯曲的上皮小管组成。皮质迷路的中央有纵行的小动、静脉，即小叶间动、静脉。

2）髓放线：为与髓质相延续的纵行管道。髓放线与皮质迷路相间排列。

（3）髓质：位于肾皮质深层，主要为肾小管直部，细段和集合小管的不同形状切面。

（4）肾间质：在泌尿小管之间的少量结缔组织为肾间质，内含血管和神经等。

（5）皮质、髓质交界处较大的血管是弓形动、静脉。与髓放线方向平行的小血管是小叶间动、静脉，是肾小叶的分界标志。

【高倍观察】

（1）皮质迷路

1）肾小体：由肾小囊和血管球组成。在完整的切面上有时可见到与血管相连的血管极和与近端小管相连的尿极。

①肾小囊：围在血管球的外周，分脏、壁两层，两层间的腔隙即为肾小囊腔。壁层由单层扁平上皮组成。在尿极处，壁层与近端小管上皮相连续。在血管极处，壁层返折与脏层的足细胞相连续。足细胞核较大，胞体紧贴于血管球的毛细血管壁，与内皮不易区分。

②血管球：呈圆形或椭圆形，见许多毛细血管切面及一些蓝色的细胞核。内皮细胞、足细胞和系膜细胞不易区分。

2）近端小管曲部：位于肾小体附近，管径粗，管腔窄而不规则。管壁上皮细胞呈锥体形，细胞界线不清，胞质嗜酸性强，着红色，游离缘可见刷状缘，基底部可见纵纹，胞核圆形，位于细胞基部,切面上胞核排列疏落。

3)远端小管曲部:位于肾小体附近,管腔大而规则。管壁薄,管壁上皮呈立方形,细胞界限较清楚,胞质弱嗜酸性,着粉红色或红紫色,无刷状缘,基底部可见明显纵纹,核圆居中,排列较密集。在远曲小管紧贴肾小体血管极处,可见上皮细胞呈高柱状,胞核椭圆形,位于细胞上部,排列紧密,此即致密斑。

(2)髓放线

1)近端小管直部:结构同曲部,但上皮较低,管径更细些。

2)远端小管直部:结构同曲部,但上皮较低,管径更细些。

3)集合小管:管径粗,管壁由单层立方上皮构成,细胞界线清楚,胞核圆而居中,胞质清亮。

(3)髓质:近皮质部分称外带,深层部分称内带。

1)近端小管直部:仅见于髓质外带,结构同髓放线中的近端小管。

2)远端小管直部:位于髓质内带和外带,结构同髓放线中的远端小管。

3)细段:在髓质内带较多,管径细小,由单层扁平上皮组成,上皮细胞的核卵圆形,突入管腔(注意与毛细血管相区别)。

4)集合小管:结构同上。

(二)膀胱（bladder）

片名:人膀胱切面,HE 染色。

要求:熟悉膀胱壁的组织结构特征。

【肉眼观察】 凹凸不平面为黏膜,染色深;其外方着色浅的部分为肌层和外膜。

【低倍观察】 膀胱壁由内向外分为黏膜、肌层、外膜三层。

(1)黏膜:不平整,有许多皱襞。上皮为变移上皮。上皮细胞约有 5～6 层,表示膀胱处于中等度收缩状态。固有层为疏松结缔组织。

(2)肌层:为平滑肌,较厚,但层次不清,肌束间结缔组织和血管比较丰富。

(3)外膜:为薄层疏松结缔组织。

【高倍观察】 观察变移上皮和平滑肌的各种切面。

(三)输尿管（ureter）

片名:人输尿管切面,HE 染色。

要求:了解输尿管的组织结构。

【肉眼观察】 输尿管的管径较小,管腔呈星形。

【低倍观察】 管壁从内向外可分为黏膜、肌层和外膜三层。

(1)黏膜层:有许多纵行皱襞,因而管腔不规则。上皮为变移上皮,其下方为固有膜。固有膜为细密结缔组织。

(2)肌层:由平滑肌组成,上 2/3 为内环、外纵两层;下 1/3 为内纵、中环、外纵三层。

【高倍观察】 观察变移上皮的形态。

二、示　教

(一)肾小体血管(glomerulus)

片名:新生儿肾脏,柏林蓝血管灌注片。

要求:了解肾血管的分布及其与形成原尿的关系。

【观察】　切片中蓝色部分均为血管。血管球呈蓝色团状,较粗的入球微动脉从小叶间动脉发出。出球微动脉较细,与球后毛细血管网通连。

(二)近曲小管刷状缘(brush border of the proximal convoluted tubule)

片名:人肾切片,HE 染色。

要求:认识近曲小管上皮的刷状缘。

【观察】　近曲小管上皮的游离面上有一列折光性较强的茸状结构即为刷状缘。

(三)近曲小管刷状缘(brush border of the proximal convoluted tubule)

片名:大白鼠肾切片,AKP 染色。

要求:用 AKP(碱性磷酸酶)反应显示刷状缘,与 HE 染色对照。

【观察】　近曲小管上皮的游离面上有深褐色的茸状结构即为刷状缘。

(四)球旁细胞(juxtaglomerular cell)

片名:人肾脏切片,HE 染色。

要求:认识球旁细胞的位置和形态。

【观察】　肾小体的入球微动脉管壁平滑肌呈上皮样排列,细胞立方形,核圆。由于肌丝少故胞质着色较一般平滑肌浅。

(五)致密斑(macular densa)

片名:人肾脏切面,HE 染色。

要求:了解致密斑的形态和位置。

【观察】　在肾小体血管极附近,远端小管贴近血管极处的局部上皮细胞呈高柱状,胞核排列密集,即为致密斑。其下方密集的细胞团为极垫细胞。

三、电镜图像

(一)肾小体滤过膜(filtration membrane)

要求:掌握肾小体滤过膜的超微结构特征。

【观察】　可见血管球有孔毛细管内皮、基膜、足细胞裂孔膜及足细胞胞体与其突起。

（二）近曲小管上皮细胞(the epithelial cells of the proximal convoluted tubule)

要求：掌握近曲小管上皮细胞的超微结构特征。

【观察】 可见细胞游离面有密集的微绒毛、吞饮小泡；侧面有侧突和连接复合体；基底面有发达的质膜内褶，褶间胞质有许多纵行排列的线粒体。

（三）远曲小管上皮细胞(the epithelial cells of the distal convoluted tubule)

要求：掌握远曲小管上皮细胞的超微结构特征。

【观察】 可见细胞游离面有少量微绒毛，侧面侧突少，基底面质膜内褶发达，褶深达细胞游离面，线粒体丰富。

四、思考题

1. 光镜下如何区别近端小管、远端小管和集合小管？
2. 肾小体的形态结构如何？
3. 滤过屏障由哪几部分组成？
4. 肾的球旁复合体由哪几部分组成？各有何功能？
5. 镜下如何区分膀胱与食管？

实验十三　内分泌系统（ENDOCRINE SYSTEM）

　　内分泌系统包括甲状腺、甲状旁腺、肾上腺、垂体和松果体等腺体，以及散布在其他器官内的内分泌细胞等。

一、观察切片

（一）甲状腺（thyroid）

　　片名：人甲状腺切面，HE染色。

　　目的：掌握甲状腺的光镜结构。

　　【低倍观察】　甲状腺周围有薄层结缔组织被膜。实质内有许多大小不一的甲状腺滤泡，腔内充满匀质红色的胶质。滤泡间有滤泡间组织及丰富的毛细血管。

　　【高倍观察】　滤泡壁由单层立方上皮围成，但亦有少量呈单层扁平或柱状上皮。在滤泡上皮细胞之间或滤泡间的结缔组织中有滤泡旁细胞，胞体较大，着色较浅，滤泡间的毛细血管丰富并能见到腔内有血液成分。

（二）肾上腺（adrenal gland）

　　片名：人肾上腺切面，HE染色。

　　目的：在光镜下区分被膜、皮质的三个带及髓质的组织结构特点。

　　【肉眼观察】　三角形的切面上，外周浅红色的被膜及其下方较厚的紫红色的皮质，中央为淡红色的髓质。

　　【低倍观察】

　　(1)被膜：为最外层浅红色的结缔组织，有血管等。

　　(2)皮质：较厚，由浅至深依次为球状带、束状带、网状带。

　　1)球状带：此层较薄，细胞较小，排列呈团块状、球状，着色较深呈红紫色。

　　2)束状带：此层最厚，细胞单行或双行排列成束条状，细胞较大，胞质着色较浅，呈泡沫状。

　　3)网状带：在束状带与髓质之间，细胞束交织成网，着色较红。

　　(3)髓质：位于中央，较薄，着色浅，中心可见腔大管壁厚薄不匀的中央静脉及属支的切面，周围可见多少不等的浅紫色的嗜铬细胞。

　　【高倍观察】　着重观察下列内容：

　　(1)球状带：细胞较小，矮柱状或多边形，核小而圆，胞质呈紫红色，细胞排列呈球团状，细胞之间为窦状的毛细血管。

　　(2)束状带：细胞较大，多边形，核大而浅，胞质呈泡沫状。细胞束之间为血窦及少量的结缔组织。

（3）网状带：细胞小，核小而圆，着色深。胞质呈深红色，含有少量脂滴及较多的脂褐素颗粒。

（4）髓质：嗜铬细胞呈多边形，着浅紫色，核圆或不规则，切片中常因细胞崩解而使之界线不清。细胞排列成索，交织成网，网孔间为丰富的窦样毛细血管。髓质中常见到一些小静脉切面，其管壁的纵行平滑肌束厚薄不匀，其中最大的一条就是中央静脉，其余的是它的属支。嗜铬细胞之间偶可见到单个存在的交感神经节细胞，细胞体积大，胞质着深红紫色，核大，染色质稀疏，核仁明显。

（三）垂体（hypophysis，pituitary gland）

片名：人垂体切面，HE 染色。

目的：掌握远侧部的形态结构，区分嫌色细胞、嗜酸性细胞和嗜碱性细胞。区分神经部的赫令体、垂体细胞、无髓神经纤维和血窦。

【肉眼观察】 切面中呈红紫色的是远侧部，淡红色的为神经部。

【低倍观察】 最外面为致密结缔组织的红色被膜。远侧部内细胞排列成团，其间有丰富的血窦。神经部着色浅，细胞较少。远侧部与神经部之间为中间部，有大小不等的滤泡状结构。

【高倍观察】 重点观察下列内容：

（1）远侧部

1）嫌色细胞：数量最多，细胞较小，界线不清，胞质着色浅，常见成堆聚集的圆形的细胞核。

2）嗜酸性细胞：数量较多，多分布在中间，胞体呈圆形或卵圆形，界线清楚，核圆形，胞质着红色。

3）嗜碱性细胞：数量较少，多分布在边缘部分，胞体大，圆形或卵圆形，界线清楚，胞质着紫色。

（2）中间部：细胞立方形或多边形，胞质着紫色，围成大小不一的滤泡或聚集成团，滤泡腔内常有淡红色的胶质。

（3）神经部：着色浅，可见呈细网状结构的无髓神经纤维和神经胶质细胞核，其中含棕色色素的为垂体细胞。此外还可见大小不一、着淡红紫色、匀质状的小体，称赫令体。在神经部，还可见血窦。

二、示 教

（一）甲状腺滤泡旁细胞（parafollicular cell）

片名：狗甲状腺切面，$AgNO_3$ 染色。

目的：熟悉滤泡旁细胞的分布和形态特征。

【观察】 滤泡旁细胞较大，胞质内充满了棕褐色的嗜银颗粒，常分布在滤泡上皮之间或滤泡基部。

（二）甲状旁腺（parathyroid gland）

片名：儿童甲状腺和甲状旁腺切面，HE 染色。

目的：了解甲状旁腺的形态结构和存在部位。

【观察】　甲状旁腺位于甲状腺内，其周围有极薄的结缔组织被膜与甲状腺滤泡分隔。实质内有密集的细胞团、索，为主细胞，界线不清。细胞团、索之间有毛细血管。本片未见嗜酸性细胞。

三、思考题

1. 内分泌腺有哪些特点？
2. 甲状腺滤泡腔中的胶质是怎样形成的？
3. 垂体切面中如何区别远侧部、中间部和神经部？

实验十四 男性生殖系统
(MALE REPRODUCTIVE SYSTEM)

男性生殖系统由睾丸、排精管道、附属腺和外生殖器组成。睾丸是产生精子和分泌激素的器官。排精管道有促进精子成熟、营养、贮存和运输精子的作用。

一、观察切片

(一)睾丸与附睾(testis and epididymis)

片名:人睾丸与附睾,HE 染色。

要求:掌握睾丸与附睾的微细结构及精子发生过程中的形态变化。

【肉眼观察】 包绕在表面的薄层红色结构为鞘膜脏层与白膜,其深面呈红紫色的结构为睾丸实质。在切片的一侧,白膜外的一块红紫色结构即为附睾。

【低倍观察】

(1)鞘膜脏层:为睾丸表面的浆膜。白膜为其下方的致密结缔组织。白膜在睾丸后增厚为睾丸纵隔,内有不规则的腔隙即睾丸网。

(2)曲精小管:睾丸内侧有许多上皮性管道,即生精小管的切面,呈圆形或卵圆形。管壁较厚,由生精上皮、基膜以及肌样细胞所构成。

(3)直精小管:在接近睾丸纵隔处管径很小者为直精小管,管壁由单层立方或柱状上皮构成。

(4)睾丸间质:为生精小管之间的疏松结缔组织,内含有胞体较大、常成群分布的间质细胞。

【高倍观察】

(1)曲精小管:有各种切面,选择一个结构清楚的横切面观察。管壁基膜明显,其外方紧贴基膜的一层细胞为类肌细胞,细胞呈纤细的梭形。由基膜向腔面,可见各级生精细胞和支持细胞。注意它们的形态和排列层次。

1)生精细胞:从上皮基部至腔面,生精细胞按发育程度依次排列。

①精原细胞:紧贴基膜内侧的一层细胞,细胞中等大小,圆形或椭圆形,核圆形,染色质细密,核仁较明显。

② 初级精母细胞:在精原细胞内侧,有 2~3 层细胞,胞体最大、圆形,核大而圆,染色质呈丝状,可见到成熟分裂相。

③次级精母细胞:在初级精母细胞内侧,形态与前者类似,但胞体较小,胞质染色深。在切片上较难找到。

④ 精子细胞:近管腔面,数量多,常成群分布,细胞小,呈圆形或椭圆形,核小而深染,胞

质嗜酸性,着色较深。

⑤ 精子:最靠近管腔,头部小,呈梨形,胞核染色深,由于尾部常被切断,故不易看到。

2)支持细胞:散布于各级生精细胞间,胞体高度即为管壁上皮厚度,核呈三角形,染色质较稀疏,核仁较明显,胞质着色浅。该细胞轮廓不清楚。

(2)间质细胞:成群分布在间质中,细胞较大,圆形或多边形,胞质着色较红,核圆形、偏位。

(3)睾丸网:在睾丸纵隔内,为衬以单层扁平或低立方上皮的裂隙状管道。

(4)附睾管:管腔平整规则,由假复层纤毛柱状上皮组成。柱状细胞的游离面有一排长而整齐的静纤毛。基底细胞呈锥体形,核圆形、位于柱状细胞核的下方。上皮基膜的外面有一层环行平滑肌包绕。附睾管腔常有许多精子。

(5)输出小管:管腔呈波纹形曲折,上皮由柱状纤毛细胞和立方形无纤毛细胞相间排列而成。上皮基膜外亦有环行平滑肌包绕。

在附睾管与输出小管之间常可见到管腔大而规则、上皮低的过渡性小管的切面。

(二)前列腺(prostate gland)

片名:人前列腺切面,HE 染色。

要求:掌握前列腺的结构特点。

【低倍观察】 前列腺外覆结缔组织被膜,伸入实质组成支架,其中有较多散在的平滑肌纤维。实质中有许多大小不一的腺泡,腺腔多皱褶,形态不规则,腔内有粉红色的分泌物,或凝聚成红色的圆形或椭圆形的前列腺小体。

【高倍观察】 着重观察下列结构:

(1)被膜:伸入实质形成支架,内含较多平滑肌。

(2)腺泡:由单层扁平、单层立方、单层柱状或假复层柱状上皮围成,常有皱襞突入腔内,故腺腔面很不规则。腔内有圆形或椭圆形的嗜酸性板层小体(即前列腺小体),也可钙化为前列腺结石。

(3)导管:由单层柱状上皮围成,与腺泡不易区别。

(4)间质:可见平滑肌纤维。注意与结缔组织相区别。

(三)精索(spermatic cord)

片名:人精索横切,HE 染色。

要求:了解输精管的组织结构特征。

【肉眼观察】 切面中红色圆形结构为输精管。

【低倍观察】 输精管管壁很厚,由内向外依次为黏膜、肌层和外膜。黏膜有皱褶,肌层最厚,由内纵、中环、外纵三层平滑肌组成,外膜为疏松结缔组织。输精管周围的结缔组织中有很丰富的血管,即为输精管动脉和蔓状静脉。此外,尚可见到提睾肌和神经纤维的切面。

【高倍观察】 输精管上皮为假复层纤毛柱状上皮,管腔内有许多精子。

二、示 教

输精管（ductus deferens）

要求：认识输精管的组织结构。

【观察】 输精管管壁较厚，由黏膜、肌层和外膜组成。黏膜有皱褶，上皮为假复层纤毛柱状；肌层由内纵、中环、外纵三层平滑肌组成；外膜为疏松结缔组织。

三、电镜图像

（一）支持细胞（supporting cell，sertoli cell）

要求：熟悉支持细胞的超微结构特征。

【观察】 可见相邻支持细胞之间紧密连接，胞质内滑面内质网、溶酶体、微丝与微管都较多，线粒体多而细长，高尔基复合体明显。

（二）附睾管示静纤毛（stereocilia）

要求：了解附睾管上皮的超微结构。

【观察】 主细胞呈高柱状，腔面有细长而整齐的静纤毛。

（三）精原细胞（spermatogonium）

要求：了解精原细胞的超微结构。

【观察】 精原细胞的核为卵圆形，核染色质颗粒细而分散，核仁靠近核膜；胞质较少，着色深，含少量线粒体，并有一些游离核糖体和不发达的高尔基复合体。

（四）初级精母细胞（primary spermatocyte）

要求：了解初级精母细胞的超微结构。

【观察】 胞体大，核大而圆，有的可见分裂相，胞体内含少量线粒体和一些游离核糖体。

（五）次级精母细胞（secondary spermatocyte）

要求：了解次级精母细胞的超微结构。

【观察】 胞体较初级精母细胞小，核较小。

四、思考题

1.光镜下如何区分生精小管管壁上的各级生精细胞？

2.睾丸支持细胞和间质细胞各有哪些结构特点？

实验十五 女性生殖系统
(FEMALE REPRODUCTIVE SYSTEM)

女性生殖系统包括卵巢、输卵管、子宫、阴道和外生殖器。卵巢产生卵子,分泌雌激素、孕激素等,输卵管是受精和运送受精卵的管道,子宫是孕育胎儿的器官,乳腺分泌乳汁哺育婴儿,也列入本系统。

一、观察切片

(一)卵巢(ovary)

片名:猫卵巢切面,HE 染色。

要求:掌握卵巢的结构特点、卵泡生长过程中的形态变化及排卵后的改变。

【肉眼观察】 表面光滑,周边部为皮质,可见许多大小不等的圆形空泡,即卵泡;卵巢中央结构疏松部分为髓质。

【低倍观察】 卵巢表面覆有单层扁平或立方上皮。上皮下由致密结缔组织构成白膜。实质部分,其外周是较厚的皮质,其中有许多大小不一的卵泡,皮质的中央是狭小的髓质,由疏松结缔组织组成,其中有丰富的血管和淋巴管。

【高倍观察】 着重观察下列内容:

(1)表面上皮:单层立方上皮。

(2)原始卵泡:数量最多,体积最小,分布在皮质的浅层,其中央是一个较大的圆形初级卵母细胞,核圆形,染色质稀疏,核仁较明显。初级卵母细胞的周围,紧贴着一层扁平的卵泡细胞。

(3)初级卵泡:卵泡开始生长,中央的初级卵母细胞逐渐增大,卵泡细胞变成单层立方或单层柱状,或分裂成数层。初级卵母细胞与卵泡细胞之间,出现了淡红色均质的透明带。卵泡表面的基膜明显。

(4)次级卵泡:又称囊状卵泡,卵泡继续增大,卵泡细胞层次亦随着增多,并出现了许多小的腔隙,尔后由这些小腔隙融合成一个大的卵泡腔,腔内有红色的卵泡液。卵泡细胞形成数层,整齐地贴在卵泡腔的内面,称为颗粒层。局部呈丘状向腔内隆起称为卵丘。初级卵母细胞就位于卵丘内,紧贴透明带的卵泡细胞为柱状,呈放射状排列,称为放射冠。卵泡膜的内层细胞变成多边形,核卵圆形,细胞间有丰富的毛细血管;外层结缔组织较多。

(5)成熟卵泡:结构同较大的囊状卵泡,体积更大,常凸出于卵巢表面;本切片中不易见到。

(6)闭锁卵泡:是多级卵泡的退行性变化,表现为:

1)卵泡壁塌陷,初级卵母细胞结构不清,细胞核固缩或崩解消失。

2)透明带肿胀、断裂、皱缩成不规则的红色团块。

3)卵泡细胞退化。

4)次级卵泡退化时,其卵泡膜细胞可肥大,形成间质腺。

(7)黄体:为多边形细胞成团排列的结构。位于皮质的深层,须在低倍镜下才能看清其全貌。在高倍镜下观察,黄体细胞呈多边形,核圆。黄体中毛细血管较丰富。

(8)间质腺:由多边形的细胞构成或集结成团、或成群聚集成类似黄体的结构,为上述次级卵泡闭锁后卵泡膜内层细胞肥大而成。

(9)卵巢基质:为结缔组织,有大量梭形细胞。切片中卵巢一侧的边缘部分,有成束的平滑肌纤维和丰富的血管,即为卵巢的门部,其与髓质相通连。

(二)输卵管(oviduct)

片名:人输卵管壶腹部及伞部横切面,HE 染色。

要求:掌握输卵管的一般结构及其壶腹部的结构特点。

【肉眼观察】 切片中一团圆形结构为壶腹部,一条不规则的结构为伞部。

【低倍观察】 管壁分三层:

(1)黏膜:有丰富的高而有复杂分支的皱襞突入管腔,使腔面呈不规则的裂隙状。

(2)肌层:内环、外纵的二层平滑肌。

(3)外膜:浆膜,较厚,有丰富的血管。因外纵肌排列松散,故与外膜界限不清。

【高倍观察】 黏膜上皮为较高的单层柱状上皮,由两种细胞组成,其中纤毛细胞胞体较宽,胞质着色浅,核圆形,其游离面有纤毛;分泌细胞较细长,胞质着色深,核长圆形,细胞游离面无纤毛。

(三)子宫壁(uterus)

片名:人子宫切面,HE 染色。

要求:掌握子宫壁的一般结构和增生期子宫内膜的结构特点。

【肉眼观察】 切片的紫色端为子宫内膜,红色较厚部分为肌层。

【低倍观察】 由内向外子宫壁可分成三层:

(1)内膜:由上皮和固有层构成,固有层内有子宫腺和血管。

(2)肌层:很厚,由平滑肌束交错排列,故层次不甚分明,其中有小动、静脉的部位就是血管肌层。

(3)外膜:为间皮和结缔组织构成的浆膜。

【高倍观察】 重点观察子宫内膜:

(1)上皮:为单层柱状上皮,少数细胞有纤毛。

(2)固有层:可分为两层,功能层为内膜的浅层,较厚,由结缔组织组成,内含大量基质细胞。子宫腺上皮为单层柱状,腺细胞着色深,腺腔窄呈管状,可见三五成群的小动脉横切面,即为螺旋动脉,可伸达内膜的中层。基底层为内膜深层,较薄。基质细胞密集,无螺旋动脉,其中的子宫腺无周期性变化。

（四）分泌期子宫内膜（endometrium of secretory phase）

片名：人分泌期子宫内膜切面，HE 染色。

要求：掌握分泌期子宫内膜的结构特点。

【低倍观察】 本片是诊断性刮宫刮下来的内膜功能层，故组织零碎且方向零乱，混有较多血液，须找一结构较为完整的部分观察。其基本结构与增生期子宫内膜相似，所不同的有：

（1）内膜功能层较厚。

（2）子宫腺粗而弯曲，腺腔大，腔内可有淡红色的分泌物。

（3）固有膜基层细胞排列疏松。

【高倍观察】 固有膜基质细胞增大，细胞间隙亦加大，并可见淡红色均质的血浆渗出（即水肿），白细胞浸润。螺旋动脉切面多，且一直分布到内膜浅层。

（五）子宫颈（cervix）

片名：人子宫颈纵切面，HE 染色。

要求：掌握子宫颈的结构特征。

【低倍观察】 本片是子宫颈管一侧的切面，须从上皮开始，依次向深面逐层观察。

（1）上皮：子宫颈管的上皮是单层柱状上皮，在宫颈外口处变为复层扁平上皮。在两种上皮的交界处，常有许多淋巴细胞浸润。此处是宫颈癌的好发部位。子宫颈管面的黏膜不平整，上皮向固有膜深陷，形成高大分支的皱襞。

（2）固有膜：由结缔组织构成，与深面的肌层界限不清。子宫颈管的固有膜中有许多皱襞。

（3）肌层：由较分散的平滑肌束和结缔组织共同组成。

（4）外膜：为由结缔组织构成的纤维膜。本切片为子宫颈下端，基层外侧为子宫颈阴道部的黏膜层，表面覆以复层扁平上皮。

【高倍观察】 着重观察下列内容：

（1）上皮：子宫颈阴道部的复层扁平上皮细胞富含糖原，在 HE 切片中，因糖原溶解，故胞质透亮。颈管面上皮为高柱状黏液上皮。

（2）固有膜：结缔组织较致密，有许多红色、明亮的弹性纤维。

（3）子宫颈皱襞：上皮为单层柱状黏液上皮，腔大而多皱褶，腔内常充满淡红色的黏液。

（六）乳腺（哺乳期）（mammary gland during lactation）

片名：人哺乳期乳腺，HE 染色。

要求：了解乳腺的一般结构及哺乳期乳腺的结构特点。

【肉眼观察】 切片标本呈浅紫红色，可见许多小块状腺组织为腺小叶，小叶间浅红色部分为结缔组织。

【低倍观察】 可见圆形或卵圆形的腺泡群，即腺小叶；小叶间有疏松结缔组织，内含有血管、神经和小叶间导管。在结缔组织较多的叶间，有更大的叶间导管。

【高倍观察】 观察以下结构：

（1）腺泡：大小不一，均呈扩张状态。腺泡壁的上皮细胞呈扁平形、立方形或高柱状，腺泡内可含有乳质,着浅红色。

(2)小叶间导管与叶间导管:管腔大,由复层柱状上皮组成,周围有较多结缔组织。

二、示 教

(一)黄体和白体(corpus luteum and corpus albicans)

片名:人卵巢部分切面,HE 染色。
要求:认识黄体和白体的结构,区分两种黄体细胞。
【观察】
(1)黄体:视野中大而色浅呈多边形的细胞为颗粒黄体细胞;小而色深的为泡膜黄体细胞。
(2)白体:成团淡粉红色的胶原纤维形成的疤痕组织,即为白体。

(二)静止期乳腺(mammary gland during resting state)

片名:人静止期乳腺切面,HE 染色。
要求:了解静止期乳腺的特点。
【观察】 切面中有大量的结缔组织,富含脂肪细胞,小叶中仅见少量小导管,管壁由单层立方上皮组成。几乎没有腺泡,小叶间可见较大的小叶间导管。

三、电镜图像

(一)输卵管上皮分泌细胞(secretory cells of the oviduct)

要求:熟悉分泌细胞的超微结构特征。
【观察】 细胞表面有微绒毛,顶部胞质有分泌颗粒,胞核较大,胞质内粗面内质网和核糖体都很丰富,线粒体散在,高尔基复合体发达。

(二)子宫颈上皮细胞(epithelium of the cervix)

要求:熟悉分泌细胞的超微结构特征。
【观察】 细胞核被挤至基底部,核上区有发育良好的高尔基复合体、扩张的粗面内质网和大量分泌颗粒,可见糖原和脂滴。

四、思考题

1.光镜下原始卵泡、初级卵泡、次级卵泡有何结构特征?
2.子宫内膜的周期性变化主要有哪些结构变化?

实验十六　感觉器官(SENSE ORGANS)

　　眼包括眼球与其附属器官。眼球的视网膜具有感光性能,其余结构则行使保护、营养、屈光成像等功能。耳包括外耳、中耳和内耳。外耳和中耳传导声波,内耳的壶腹嵴和球囊斑、椭圆囊斑是位觉感受器,耳蜗的螺旋器是听觉感受器。本实验重点观察眼球壁和内耳螺旋器的组织结构。

一、观察切片

（一）角膜(cornea)

　　片名:人眼球角膜切面,HE 染色。
　　要求:掌握角膜的结构特征。
　　【低倍观察】　分清角膜五层结构,由内向外为:
　　(1)角膜上皮:较厚,由 4～5 层细胞组成的复层扁平上皮,基底膜平整,无黑素细胞。
　　(2)前界层:为上皮下淡红色均质的一层。
　　(3)角膜基质(角膜固有层):胶原纤维规则排列成层,其间有成纤维细胞。固有层的结缔组织中没有血管。
　　(4)后界层:为淡粉红色均质的一层,但比前界层薄。
　　(5)角膜内皮:由一层低立方形细胞组成。
　　【高倍观察】　着重观察角膜固有层的结构并区分角膜上皮和内皮。

（二）眼球后壁(the back wall of the eyeball)

　　片名:人眼球后壁切面,HE 染色。
　　要求:熟悉眼球后壁的结构特点。
　　【低倍观察】　全面观察切片,区分出外层红色致密结缔组织的巩膜,中间血管和色素丰富的脉络膜和内面有四层细胞的视网膜。
　　【高倍观察】　着重观察以下结构:
　　(1)巩膜:由大量不同方向的胶原纤维束紧密排列而成。成纤维细胞胞核呈梭形或扁圆形。
　　(2)脉络膜:有丰富的血管和成堆分布的棕褐色黑色素细胞,在靠近视网膜处有许多管腔大小相近的毛细血管整齐排列成行。
　　(3)视网膜:由外向内可分 10 层:
　　1)色素上皮层:为一层立方形的色素细胞,胞质内充满棕褐色的黑色素颗粒,核圆,但往往被色素颗粒所遮盖,细胞间的界线不清。

2)视杆视锥层:由淡红色细长的视杆与较粗短的视锥相间纵向排列而成。

3)外界膜:为视杆、视锥基部,紧靠外核层的一条红色线状结构。

4)外核层:由多层圆形紫蓝色的视锥、视杆细胞核堆积而成。

5)外网层:为淡红色松网状结构,是视锥、视杆细胞和双极细胞发生突触的部位。

6)内核层:为紫色多层细胞核,包括双极细胞、水平细胞、无长突细胞和神经胶质细胞的核。

7)内网层:结构同外网层,是双极细胞和节细胞发生突触的部位。

8)节细胞层:由1～2层节细胞疏落排列而成。节细胞呈椭圆形,胞质着红紫色,核大而圆,染色质稀疏,核仁清楚;此层还可见少量的神经胶质细胞核和毛细血管。

9)视神经纤维层:由淡红色纤细的神经纤维(即节细胞的轴突)组成。

10)内界膜:内表面的一条淡红色线状边界,结构与外界膜相同。

（三）螺旋器（spiral organ）

片名:豚鼠内耳切面,HE染色。

要求:认识膜蜗管的形态和位置,螺旋板和螺旋器的结构。

【肉眼观察】 在切片标本上找到耳蜗,可见中央的蜗轴(染成红色)和蜗轴两侧骨管的圆形横切面。其中含有膜蜗管的切面。

【低倍观察】

(1)蜗轴:由松质骨组成,内含蜗神经和螺旋神经节,节内有密集的神经元胞体,染色较深。

(2)骨蜗管的断面可分为三部分:上部为前庭阶,下部为鼓室阶,中部为膜蜗管。膜蜗管的切面呈三角形,其上壁为前庭膜,外侧壁为螺旋韧带与其表面的血管纹,下壁为骨性螺旋板的外侧部和基底部,螺旋器就位于基底膜上。

【高倍观察】 着重观察螺旋器及膜蜗管壁的结构。

(1)螺旋器:由膜蜗管下壁细胞特化而成,在内侧可见染成较深红色的内、外柱细胞。由它们围成的三角形小腔,即为内隧道。其内侧为一个由内指细胞所托的内毛细胞。其外侧有三个外指细胞所托的外毛细胞。毛细胞核在指细胞核的上方,毛细胞的游离面上有纤细的听毛。膜蜗管的内角,有骨性螺旋板骨膜增厚的突出部份,称为前庭唇,即螺旋缘。它伸出一条淡红色的均质盖膜,覆盖于毛细胞上。切面上,盖膜呈一条淡红色的线状结构。

(2)血管纹:为覆盖于螺旋韧带内面的复层柱状上皮,细胞之间有丰富的毛细血管。

二、示 教

（一）睫状体（ciliary body）

片名:人眼球切面,HE染色。

要求:了解睫状体的结构。

【观察】 切面上,睫状体呈三角形,其表面为不规则的突起,即为睫状突。上皮为复层立方,其内层(即游离面)为无色素的细胞,外层为棕褐色的色素细胞。上皮下为血管层,疏松结缔组织中有丰富的血管。最外方为睫状肌,自外向内为纵行、放射状和环行排列的平滑肌纤维。

（二）视神经乳头（optic papilla）

片名:人眼球后壁切面,HE染色。

要求:了解视神经乳头的结构。

【观察】　在视神经乳头处没有视网膜10层结构,仅见大量的神经纤维穿过其外方的巩膜,集合成一条很粗的视神经。

（三）位觉斑（maculae staticae）

片名:琢鼠内耳切面,HE染色。

要求:了解位觉斑的形态。

【观察】　上皮为复层,表层为高柱状的细胞,其游离面上可见染色较深的位砂膜;下层为支持细胞。

（四）壶腹嵴（crista ampullaris）

片名:豚鼠内耳切面,HE染色。

要求:了解壶腹嵴的形态结构。

【观察】　壶腹嵴的外形似隆起的山丘,上皮为高柱状,其中的毛细胞与支持细胞不易分辨。上皮顶部覆盖着高耸似峰的胶质帽(常有脱落现象)。

三、思考题

1.壶腹脊、前庭斑和螺旋器三者的组织结构有何异同点?

第二篇 胚胎学实验

　　胚胎学是研究个体发生、生长和发育的科学,多采用解剖学和组织学技术、方法来研究胚胎发育的形态演变规律。在胚胎学的学习过程中,要在理解的基础上建立起人胚胎各系统发生和附属结构形成过程中时间、空间、结构三者的动态变化及局部与整体变化的观念。

　　由于人体胚胎材料细小且难以获得,故多以模型观察为主,辅以实物标本、图像、幻灯片和录像等,以帮助同学理解各个不同发育阶段中,胚胎的主要结构及演变过程,熟悉常见先天性畸形的形成原因及形态特点。

实验一 胚胎总论(GENERAL EMBRYOLOGY)

一、观察模型和图示

(一)受精、卵裂、胚泡形成与植入(第1周)

(1)受精卵:受精卵与其表面3个小细胞(极体)。

(2)卵裂:受精后约30小时,受精卵分裂为两个卵裂球(一个较大,一个较小),大的卵裂球又很快分成两个等大的卵裂球,而此时小卵裂球尚未分裂,此时呈3个细胞状态。受精后3天,已形成12~16个卵裂球的实心胚,貌似桑椹,又称桑椹胚。

(3)胚泡:受精后4天,桑椹胚已发育成胚泡。胚泡由三部份构成,即滋养层、内细胞群和胚泡腔。

(4)植入:受精后6~7天,胚泡的内细胞群侧滋养层先与子宫内膜接触,并将其溶解,逐渐埋于子宫内膜。滋养层细胞在植入过程中,增殖分化为浅层的合体滋养层和深层的细胞滋养层。胚泡植入后的子宫内膜称为蜕膜,根据蜕膜与胚体植入的位置关系,将蜕膜分为基蜕膜、包蜕膜和壁蜕膜三部分。

(二)胚层形成与胚盘(第2~3周)

1.两胚层胚盘的形成(第2周)

(1)内胚层和外胚层的形成:内细胞群近胚泡腔面成为立方形细胞即为内胚层,邻近绒毛膜的一层柱状细胞即为外胚层,内、外胚层相贴形成胚盘。

(2)羊膜腔:外胚层与绒毛膜之间出现的一个腔隙。

(3)卵黄囊:受精后12天,内胚层细胞沿周缘向腹下延伸,包卷围成一个囊腔即为卵黄囊。此时二胚层胎盘的外胚层即为羊膜腔的底,内胚层即为卵黄囊的顶。

(4)胚外中胚层:受精后10天,胚泡腔内出现一些散在的细胞即为胚外中胚层,随后其内出现的腔为胚外体腔。

(5)绒毛膜:受精后11天,细胞滋养层增生,一部分细胞加入合体滋养层,向表面伸出指状突起为绒毛。此时滋养层称为绒毛膜。

2.三胚层胚盘的形成(第3周)

(1)胚盘背面观:受精后16天,胚盘尾侧中轴线上外胚层的细胞增殖下陷形成原条,其中央下凹成一条纵沟为原沟;原条头端膨大形成原结,其细胞下陷形成原凹。

(2)胚盘腹面观:胚盘腹面为内胚层,周边连于卵黄囊。

(3)胚盘横切面观:在内、外胚层间夹有胚内中胚层。

(4)在胚盘头侧内、外胚层之间有一紧密相贴的部位,即口咽膜。在胚盘的尾侧亦有一内、外胚层紧密相贴的部位,称池殖腔膜。原结前方内、外胚层间有脊索。

（三）三胚层形成与胚层分化（第4～8周）

1.胚体的形成

受精后3～4周,已形成神经管、脊索和体节。胚盘中轴生长速度快于两端,头尾生长速度又快于两侧,结果胚体向背侧隆起,胚盘边缘向腹侧包卷,形成头褶、尾褶和侧褶,扁平的胚盘就变成圆柱状的胚体。口咽膜、生心区和池殖腔膜均转到腹侧。第8周末,胚体外表可见眼、鼻和上下肢芽,已初具人形。

2.胚层分化

（1）外胚层分化:脊索背面的外胚层增厚形成神经板,神经板两侧缘向背部隆起形成神经褶,其中央下凹为神经沟,两侧神经褶在中线靠拢融合成神经管,神经管头、尾两端各有一孔,即前、后神经孔,分别在第25天和第27天闭合。以后,前、后神经孔分别分化成脑泡和脊髓等。

（2）中胚层分化:神经管两侧的中胚层,形成纵列的细胞索,为轴旁中胚层,以后轴旁中胚层形成块状的体节。体节外侧为间介中胚层,间介中胚层的外侧部分为侧中胚层,侧中胚层又分为体壁中胚层和脏壁中胚层,其中的腔隙为胚内体腔。侧中胚层在口咽膜前缘相会,成为生心区。

（四）胎膜与胎盘

1.胎膜

（1）绒毛膜:包在胚体最外面,近基蜕膜部分为丛密绒毛膜,面向包蜕膜的部分为平滑绒毛膜。

（2）羊膜:绒毛膜的薄膜为羊膜,羊膜所围的腔为羊膜腔。

（3）卵黄囊:位于胚体腹面,在脐带形成时包入脐带内。

（4）尿囊:在卵黄囊尾侧由原肠突入体带内的小囊。

（5）脐带:连于胚胎脐部与丛密绒毛膜之间的索状结构。

2.胎盘

胎盘由丛密绒毛膜和基蜕膜所构成。其胎儿面光滑,表面覆以羊膜,脐带附于其上;母体面粗糙,基蜕膜形成的胎盘隔把胎盘分成15～30个胎盘小叶。

（五）双胎和多胎

观察挂图。

二、观察实物标本

（一）正常胚胎及附属结构

（1）胚胎:观察第8周、第12周、第16周、第20周、第24周、第28周、第32周及第40周的正常胚胎。

（2）胎盘：足月的胎盘为圆盘形，中央厚而周边薄。有两个面：母体面凹凸不平，可见胎盘小叶；胎儿面光滑，表面覆以羊膜，近中央有脐带附着。

（3）蜕膜：卵黄囊、尿囊均已退化。脐带一端连于胎盘，一端为断端，脐带表面覆盖光滑的羊膜，可见脐静脉缠绕于脐动脉上走行，使脐带表面凹凸不平，从断面上可见到3条脐血管。羊膜是半透明薄膜，覆盖于脐带、胎盘的胎儿面，并从胎盘边缘返折衬于平滑绒毛膜内面。

（二）先天性畸形

在观察畸形胚胎时，要根据所学知识来判断各种畸形形成的原因，在标本陈列室，我们可以观察到以下几种先天性畸形。

（1）畸胎瘤：包入畸胎、颅底畸胎瘤。

（2）颜面畸形：吻状鼻合并无下颌畸形、吻状鼻、独眼合并脐疝、颜面畸形、颜面畸形合并上肢缺如、下颌发育不良伴肢体畸形。

（3）神经系统发育畸形：无脑儿、脑积水、脑膜膨出、脊膜膨出伴膀胱外翻、脊柱裂。

（4）腹壁发育畸形：腹裂、膀胱外翻。

（5）肢体发育畸形：上肢发育不良、下肢畸形。

（6）联胎：胸腹联胎、胸腹臂肢侧联双胎。

（7）罕见畸胎：叶状胚胎、畸胎。

三、观察组织标本

（一）原条期鸡胚

切片：孵化16～18小时鸡胚原条横切，卡红染色。

要求：熟悉内、中、外胚层与原条的关系。

【肉眼观察】 胚体为条状结构，中部略圆，外侧较薄。

【低倍观察】 胚盘背侧表面的一层细胞为外胚层；其中央较厚的部分为原条，中央凹陷的沟为原沟；介于沟、外层之间的细胞为中胚层。

【高倍观察】 外胚层细胞为一层低柱状细胞，排列整齐，染色较浅。中胚层由数层细胞组成，染色较深。

（二）体节期鸡胚

切片：孵化48小时鸡胚横切，HE染色。

要求：熟悉体节期各胚层的形态结构特征。

【肉眼观察】 胚体为中央厚而两外侧薄的带状结构，中央有一圆形的神经管，其管两外侧的缝隙为体腔。

【低倍观察】 外胚层为一薄层细胞。胚体中央有一圆形小管为神经管，神经管腹侧色浅的细胞团为脊索，两侧为立方形的块状体节。体节外侧为狭窄的间介中胚层，再向外为侧中胚层，此层已分成背、腹两部分，其间为胚内体腔。

【高倍观察】 外胚层为一层分层不清楚的细胞,胞核圆形,排列成一层,神经管的管壁为多层细胞,两侧 壁厚,背腹两面较薄。脊索由一团不规则的细胞构成。中胚层细胞较密集,排列不规则,呈多边形。

（三）早期胎盘

切片:人早期胎盘横切面,HE 染色。

要求:熟悉早期胎盘的组织结构特征。

【肉眼观察】 光滑面为胎儿面,粗糙面为母体面。

【低倍观察】 在胎儿面,胎盘表面为一层羊膜上皮细胞。羊膜下方为较厚的绒毛膜板(为胚外中胚层),内有较大血管。再往深部为许多大小不等的绒毛干和绒毛切面,其中轴为胚外中胚层,内有丰富的血管。绒毛之间的腔隙为绒毛间隙,内含母体血液。在绒毛间隙周边有细胞滋养层壳覆盖。

【高倍观察】 在绒毛表面,细胞无界限,核小而着色深,排列疏密不等,为合体滋养层;其下方一层细胞界限清楚,为细胞滋养层。绒毛中轴为胚外中胚层,细胞呈梭形,胶原纤维细小呈粉红色,其内富有毛细血管。胚盘隔染色浅,表面有细胞滋养层壳,内含有许多体积大、多边形、胞质呈嗜酸性的蜕膜细胞。

（四）晚期胎盘

切片:人晚期胎盘横切面,HE 染色。

要求:掌握晚期胎盘绒毛的组织结构特征。

【肉眼观察】 标本略显结构疏松,绒毛间隙较大。

【低倍观察】 胎儿面为羊膜上皮,绒毛膜板较厚。绒毛多,其表面胞核层次少,绒毛间隙大。

【高倍观察】 组织结构与早期胎盘大致相似。细胞滋养层很少,分散而不连续。合体滋养层细胞核多聚集成融合结,融合结之间的合体滋养层薄而胞核少,与毛细血管内皮紧贴在一起。

四、思考题

1. 何谓蜕膜? 可分为哪几部分?
2. 原条形成的意义是什么?

实验二　颜面、腭和颈的发生
(DEVELOPMENT OF FACE、PALATE AND NECK)

一、观察正常发育模型

1. 鳃弓的发生：头部两侧有 6 对鳃弓，前 4 对明显，第 5 对消失，第 6 对小而不明显。鳃弓凹陷为鳃沟，共 5 对。

2. 颜面的形成：从胚胎的头部依次见有额鼻隆起、鼻窝、内侧鼻隆起、外侧鼻隆起、左右上颌隆起和下颌隆起、原始口腔等形态特征。第 8 周可见相应隆起已愈合形成上颌、下颌、鼻尖、鼻梁、颊部等。此时面部已初具人形。

3. 腭的发生：原始口腔顶部可见一个正中腭突和一对外侧腭突，腭突愈合成腭。

4. 颈部的形成：第 2 对鳃弓覆盖在第 3、4、6 对鳃弓表面，愈合形成颈部。

二、观察畸形图示

观察唇裂、腭裂、面斜裂、颈囊和颈瘘图示。

三、思考题

1. 结合模型，阐述颜面的发生。

实验三 消化和呼吸系统的发生
(DEVELOPMENT OF DIGESTIVE SYSTEM AND RESPIRATORY SYSTEM)

一、观察正常发育模型和图示

卵黄囊顶部的原始消化管可分为前肠、中肠、后肠三部分。其头、尾两端分别由口咽膜和泄殖腔膜封闭。

(一)消化系统的发生

1.咽和咽囊的演变

第 4 周时,前肠头端的扁平漏斗状膨大部分为咽,其两侧在鳃弓之间向外膨出 5 对咽囊。第 6 周时,见咽囊分化为一些重要器官。第 1 对咽囊分化为咽鼓管和鼓室上皮;第 2 对分化为腭扁桃体上皮;第 3 对腹侧部形成胸腺原基,第 3、4 对背侧部形成甲状旁腺原基;第 5 对很小,分化为甲状腺滤泡旁细胞。咽腹面正中部第 2、3 对鳃弓水平内胚层下陷为甲状舌管而分化为甲状腺。在咽的头端,间充质向口腔内突出隆起而形成舌。

2.食管和胃的发生

第 4 周时食管为短管状,第 6 周时已成细管道。第 4 周时胃呈梭形膨大,第 6 周时大弯在背侧,第 8 周时胃大弯已转向左侧。

3.肠的发生

(1)中肠演变:第 5 周时中肠成"U"字形的袢状,肠袢的顶与卵黄囊相连。卵黄囊根部头侧的肠管为肠袢头支,尾侧的肠管为肠袢尾支。第 6 周时,突入脐腔内的肠袢以肠系膜上动脉为轴,逆时针方向旋转近 90 度。肠袢头支位于右侧,肠袢尾支位于左侧。尾支在距卵黄管不远处有一突起即盲肠原基,是大、小肠的分界。至第 10 周时,小肠已退回腹腔,又逆时针方向旋转 180 度,肠袢头支转向肠系膜上动脉的左侧,尾支在肠系膜上动脉的右侧,基本建立了肠管的正常解剖位置。

(2)后肠演变:第 4 周时,原始肠管末端膨大部分即泄殖腔,泄殖腔腹侧与尿囊相通,尾端为泄殖腔膜。第 6 周时,后肠与尿囊之间的间充质形成尿直肠膈,将泄殖腔分为腹侧的尿生殖窦和背侧直肠两部分。泄殖腔膜也随之被分为腹侧的尿生殖窦膜和背侧的肛膜。肛膜外方的浅凹为原肛。

4.肝与胆的发生

前肠末端腹侧的肝憩室头支长入原始横隔,发生成肝及肝管,尾支伸长,分化为胆囊及胆囊管。第 6 周时,肝已从横膈突入腹腔,并分为左、右两叶。

5.胰腺的发生

在肝憩室的下方与十二指肠腹侧处可见腹胰,背侧稍高处可见背胰。腹胰随十二指肠转向右侧,背胰转向左侧。以后腹胰移向背侧,与背胰融合为胰腺。

(二)呼吸系统的发生

第 4 周时,原始咽的底部正中有一突起为喉气管憩室。第 6 周时,喉气管憩室末端分为左、右肺芽。第 8 周时,左肺芽分两支,右肺芽分三支。

二、观察畸形图示

观察呼吸和消化系统发育的畸形图示。

三、思考题

1.结合模型,试述中肠的演变。

实验四　泌尿和生殖系统的发生
(DEVELOPMENT OF THE UROGENITAL SYSTEM)

一、观察模型和图示

(一)泌尿系统的发生

1.肾和输尿管的发生

(1)前肾:第4周时,在7～14体节平面,中肾嵴可见数条横行细胞索为前肾小管,其外侧端连接成一条纵管为前肾管。

(2)中肾:第4～6周时,前肾的尾侧有许多横行的中肾小管,其外侧端与前肾管相通,此时前肾管改称为中肾管。中肾小管内侧端形成肾小囊,与毛细血管构成肾小体。中肾管尾端开口于泄殖腔的侧壁。

(3)后肾:第5周时,中肾管尾侧发出一条盲管为输尿管芽,与其周围的生后肾组织共同形成后肾。前者形成输尿管、肾盂、肾盏及集合小管,后者分化为肾单位。

2.膀胱和尿道的发生

第6周时,泄殖腔被尿直肠隔分为背侧的直肠和腹侧的尿生殖窦。第4～7周时,尿生殖窦上段分化成膀胱,其顶端与尿囊相连,输尿管起始部以下的中肾管吸收入膀胱后,两者分别开口于膀胱,形成三角区;中段较细,在男性分化为尿道前列腺部及膜部,在女性则分化成尿道。第12～14周时,尿生殖窦下段在男性分化为尿道海绵体部的大部分,而在女性则发育为阴道前庭。

(二)生殖系统的发生

1.生殖腺的发生

(1)未分化性腺的发生:第6周时,生殖腺原基中有许多生殖腺索。

(2)睾丸的发生:第14周时,男性生殖腺已分化为睾丸,其中有生殖腺索分化的生精小管、直精小管和睾丸网。睾丸下端有一条睾丸引带下行止于阴囊内面。

(3)卵巢的发生:第16周时,女性生殖腺已分化为卵巢,其中有许多原始卵泡。

2.生殖管道的发生

(1)未分化期:第5～6周时,形成两套生殖管道。由体腔上皮内陷卷褶成的中肾旁管,头端开口于体腔,并在外侧与中肾管平行,中段弯向内侧,下端则左右愈合,其末端伸至尿生殖窦的背侧壁与内胚层上皮紧贴,内胚层上皮则增生形成窦结带。

(2)女性生殖管道的分化:在女性,中肾旁的上端形成输卵管,下端形成子宫,其末端参与形成阴道的穹隆部。

(3)男性生殖管道的分化:在男性,中肾小管大部分已退化,仅少数形成输出小管。中肾管的头端形成附睾管,尾端形成输精管。

二、观察畸形图示

观察泌尿、生殖系统先天畸形。

三、思考题

1.试述中肾管的演化过程。
2.结合模型和图像,阐述生殖腺和生殖管道的发生和演变。

实验五　心血管系统的发生
(DEVELOPMENT OF THE CARDIOVASCULAR SYSTEM)

一、观察模型及图示

(一)心管的发生

第 19 天时口咽膜头侧的生心区前面有两条生心索,后有围心腔。随着头褶的形成,生心区由头侧转到前肠腹侧。此时生心索位于围心腔背侧,生心索已形成左、右心管。随着侧褶的发育,至第 22 天时左、右心管融合成一条心管。

(二)心脏外形的演变

约第 24 天,心管已发生"S"形弯曲,头端为心球,其头端连一对弓动脉;心管尾端为静脉窦,与静脉相连,两者之间为心室和心房。第 25 天时,心球头端伸长为动脉干,其头端膨大为主动脉囊。心房、心室发育生长,第 5 周已初具心脏外形。

(三)心脏内部的分隔

1.房室管的分隔

第 4 周,房室管腹侧壁和背侧壁的中央各有一个隆起的心内膜垫,两个心内膜垫融合将单一房室管分成左、右房室管。第 8 周,房室管处形成房室瓣。

2.心房的分隔

第 4 周,心房头端背侧壁的正中线处发生一镰状薄膜称第一隔,并向心内膜垫延伸,两者之间的孔为第一孔。随后在第一隔中央产生第二孔,接着第一孔封闭。第 5 周末,在第一房间隔的右侧又产生较厚的新月形的隔,称第二房间隔。它向心内膜垫生长,逐渐盖住了第二房间孔,与心内膜垫融合,但留有一卵圆形的孔,称卵圆孔。该孔被卵圆孔瓣(即第一隔)遮盖。

3.心室的分隔

第 4 周末,心室底壁突向心室腔的肌性室间隔,其上缘与心内膜垫之间的孔为室间孔。第 8 周时,由心内垫的结缔组织和心球嵴的尾端形成的膜性室间隔与肌性室间隔游离缘的组织共同将室间孔封闭。

4.心球与动脉干的分隔和演变

心球与动脉干内发生螺旋形的两个嵴。两个嵴生长并相互融合成一个螺旋形的主动脉脉隔,将心球与动脉干分隔成两条管道,即升主动脉和肺动脉干。由于心球逐渐并入心室,故升主动脉与左心室相通,肺动脉干与右心室相通。

（四）静脉窦与其相连静脉的演变

静脉窦左角退化，其近端形成冠状窦。右侧的静脉窦形成上、下腔静脉，直接通入右心房。第8周，左心房的背侧可见肺静脉的4个分支，此时肺静脉的根部已并入左心房。

（五）胎儿血循环及其生后的改变

1. 血循环通路

胎盘含氧量高的血液→脐静脉→肝脏和静脉导管→下腔静脉→右心房→卵圆孔→左心房→左心室→升主动脉→头和身体上部→上腔静脉→右心房→右心室→肺动脉干→动脉导管→降主动脉→脐动脉→胎盘。

2. 出生后的改变

（1）脐动脉、脐静脉和静脉导管相继关闭。

（2）动脉导管闭锁。

（3）卵圆孔关闭。

二、观察畸形图示

观察心脏畸形的图示。

三、思考题

1. 结合模型和图像，试述心管的发生和心脏外形的演变。

2. 结合模型和图像，阐述房室管的分隔、心房分隔和心室分隔，以及房间隔缺损和室间隔缺损的原因。

实验报告

_____学院　　_____系　　_____班级

姓名_____　　学号_____　　日期_____

实验内容_____

实验报告

_____学院　　_____系　　_____班级

姓名_____　　学号_____　　日期_____

实验内容_____

实验报告

_____学院　　_____系　　_____班级

姓名_____　　学号_____　　日期_____

实验内容_____

实验报告

_____学院　　_____系　　_____班级

姓名_____　　学号_____　　日期_____

实验内容_____

实验报告

_____学院 _____系 _____班级

姓名_____ 学号_____ 日期_____

实验内容_____

实验报告

_____学院　　_____系　　_____班级

姓名_____　　学号_____　　日期_____

实验内容_____

实验报告

_____学院　　_____系　　_____班级

姓名_____　　学号_____　　日期_____

实验内容_____

实验报告

_____学院　　_____系　　_____班级

姓名_____　　学号_____　　日期_____

实验内容_____

实验报告

_____学院　　_____系　　_____班级

姓名_____　　学号_____　　日期_____

实验内容_____

实验报告

_____学院　　_____系　　_____班级

姓名_____　　学号_____　　日期_____

实验内容_____

实验报告

_____学院　　_____系　　_____班级

姓名_____　　学号_____　　日期_____

实验内容_____

实验报告

_____学院　　_____系　　_____班级

姓名_____　　学号_____　　日期_____

实验内容_____

实验报告

_____学院　_____系　_____班级

姓名_____　学号_____　日期_____

实验内容_____

实验报告

_____学院　　_____系　　_____班级

姓名_____　　学号_____　　日期_____

实验内容_____

实验报告

_____学院　　_____系　　_____班级

姓名_____　　学号_____　　日期_____

实验内容_____

实验报告

_____学院　　_____系　　_____班级

姓名_____　　学号_____　　日期_____

实验内容_____

实验报告

_____学院　_____系　_____班级

姓名_____　学号_____　日期_____

实验内容_____

实验报告

_____学院　　_____系　　_____班级

姓名_____　　学号_____　　日期_____

实验内容_____

实验报告

_____学院 _____系 _____班级

姓名_____ 学号_____ 日期_____

实验内容_____

实验报告

_____学院　_____系　_____班级

姓名_____　学号_____　日期_____

实验内容_____

实验报告

_____学院　　_____系　　_____班级

姓名_____　　学号_____　　日期_____

实验内容_____